질적 연구 방법 총서 9

THE THNOGRAPHER'S METHOD

문화기술자의 방법

지 음 Alex Stewart

옮 김 이명선 · 김덕희 · 이영애

군자출판사

질적 연구 방법 총서 9

문화기술자의 방법

THE ETHNOGRAPHER'S METHOD

첫째판 1쇄 인쇄 | 2009년 10월 20일
첫째판 1쇄 발행 | 2009년 10월 25일

지 은 이 Alex Stewart
옮 긴 이 이명선 · 김덕희 · 이영애
발 행 인 장주연
편집디자인 박혜영
표지디자인 이지선
발 행 처 군자출판사
등 록 제 4-139호(1991. 6. 24)

본 사 (110-717) 서울특별시 종로구 인의동 112-1 동원회관 BD 3층
Tel. (02) 762-9194/5 Fax. (02) 764-0209
대 구 지 점 Tel. (053) 428-2748 Fax. (053) 428-2749
광 주 지 점 Tel. (062) 228-0252 Fax. (062) 228-0251
부 산 지 점 Tel. (051) 893-8989 Fax. (051) 893-8986

www.koonja.co.kr

* 파본은 교환하여 드립니다.
* 검인은 저자와의 합의로 생략합니다.

ISBN 978-89-6278-061-1

정가 10,000원

편집인의 소개글

질적 연구는 일종의 문화기술적 과정이다. 현장 연구자는 문화인류학, 사회학, 정치학, 혹은 다른 사회과학 등 어느 분야에서 훈련을 받았건 간에, 일종의 참여 관찰을 통하여 선택한 문화에 대한 통찰력을 높이려고 한다. 연구 결과는 문화기술적 서적, 논문, 혹은 보고서로 내는 것이 관례이다. 이와 같이 정리되어 발표된 글들은 이론적 오리엔테이션, 범위, 자료수집 기법, 양적 분석의 정도, 그리고 독자 등 다양한 차원에서 서로 많이 다를 수 있다는 사실을 보여주지 못한다. 비록 문화기술적 연구 결과가 매우 다양한 형태를 띠고 있지만, 그렇다고 할지라도 문화기술적 연구의 표준을 소홀히 한다면, 어떠한 형태이든 문화기술적 합법성이 있다 라고 하는 상황을 초래할 수 있으니 경계해야 한다.

Sage의 질적 연구 방법 시리즈 중 46번째인 이 책에서 Alex Stewart는 문화기술적 연구가 잘 된 것인지 아닌지를 어떻게 구분할 수 있을지에 대하여 중요하지만 어려운 질문을 제기하고 있다. 이에 대한 그의 답변은 다음의 몇 가지 요소를 포함한다. 첫째, 문화기술적 연구 결과는 진리에 충실해야 하고, 이를 성공적으로 "기술"해야 한다. 둘째, 문화기술적 연구는 개인 연구자의 견해를 "초월"하여 얻어낸 결론을 전달해야만 한다. 마지막으로, 문화기술적 연구는 다른 연구 현장의 인간 행동 연구에 "적용 가능"한 이해를 생성해 내야만 한다.

Stewart는 우리에게 친숙한 타당성의 문제가 어떻게 "진실성(veracity)"에 대한 관심으로 반영될 수 있는지, 어떻게 신뢰도가 "객관성"의 문제로 비춰지는지, 그리고 일반화의 문제가 어떻게 "통찰력"에 대한 관심으로 한정되는지를 우리에게 자세하게 알려준다. 이러한 과정을 통해 그는 자신의 연구를 과학적이라고 보는 질적 연구자들뿐만 아니라 포스트모더니즘적, 시적, 혹은 비과학적인 문화기술적 탐구에 종사하는 사람들에게도 의미 있는 평가 틀을 만들어 내려고 노력하고 있다.

John Van Maanen
Peter K. Manning
Marc L. Miller

감사의 글

아내 Marjory와 아이들 Ben, Ian 그리고 Arden에게 무한한 감사를 표한다. 이 책을 집필하는 동안 가족과 많은 시간을 함께하지 못했다. Carlton Whitehead는 이 책이 전문지에 발표될 수 있도록 많은 도움을 주었다. 이전에 그 어느 누구도 감히 문화기술 연구 방법에 대해 논하는 책을 쓴 사람이 없었음을 감안할 때, 내게 이런 지면을 허락해준 것은 누가 봐도 평범한 일은 아니라고 생각한다. 이 책을 Carlton Whitehead에게 바친다. John Van Maanen은 내가 제시한 입장 중의 일부에 대해 나와 다른 견해를 지니고 있음에도 불구하고, 처음부터 이 책의 저술을 격려해 주었고 시기적절하게 훌륭한 조언을 해 주었다. 그 외에도 Shelby Hunt, Bill Stein 및 Harry Wolcott가 도움이 되는 조언을 해 주었기에 감사를 보낸다.

역자서문

질적 연구 방법이 국내에 도입된 이후, 많은 연구회와 모임이 이루어지면서 이에 대한 적용과 의미를 확인하는 노력이 지속되어 온 가운데, 대한질적연구학회는 연구 지원 사업과 학술 세미나 등을 통해 질적 연구 방법을 국내에 토착화시키는데 기여하고자 노력하고 있다.

그 일환으로 Sage 출판사의 질적 연구 방법 시리즈 중에서 일부를 선정하여 번역하고 있으며, 이 중에서 Alex Stewart의 '문화기술자의 방법' 은 지금까지의 문화기술적 연구 방법을 총괄하고, 소위 양적 연구에서의 신뢰도, 타당도, 그리고 일반화의 문제를 "진실성(veracity)", "객관성(objectivity)", 그리고 "통찰력(perspicacity)"의 측면에서 재조명하고 있기에 문화기술자와 논문 평가자에게 매우 유익한 서적이 되리라고 생각한다.

번역 작업에서 항상 느끼는 것이지만, 특히 질적 연구 방법과 관련된 서적은 인문사회학 분야에 해당하기 때문에 번역이 비교적 까다로운 작업임을 인정하지 않을 수 없다. 특히 본 번역서는 은유적 의미를 담은 사회학적 용어를 해석해야 했기에 더욱 애를 먹었다. 번역진은 오랜 시간에 걸쳐 용어 하나 하나를 이해하기 쉬운 용어로 바꾸려고 노력하였으며, 영문 번역 전문가의 감수도 받았다. 전체적으로 완벽한 번역이 힘들거나, 정확한 의미 전달이 필요했던 용어는 괄호 속에 영어를 표기하였고, 이런 용어들은 추후 질적 연구자들의 논의를 거쳐 용어를 통일할 필요가 있음을 시사한다.

본 번역서 작업을 제안하고 출간되기까지 물심 양면의 지원을 아끼지 않은 대한질적연구학회에 감사를 드리며, 마지막 탈고 이전 영문 번역을 감수해주신 나은지 선생님과 출판을 도와주신 군자출판사 여러분에게도 감사의 마음을 전한다.

2009년 10월
역자 일동

목 차

문화기술자의 방법

Alex Stewart

1. 누가 연구의 기대 효과를 평가할 것인가?

문화기술적 방법에 관한 논의를 책으로 쓰는 이유

고백적 도입. 수없이 많은 문화기술지를 읽으면서 나는 문화기술적 연구의 글쓰기에 관해 이해하려고 많은 노력을 기울여 왔다. 이 책을 준비할 수 있게 된 것도 나의 개인적 능력이 아니라 이러한 문헌들 때문이다.[1] 그렇다면 이와 같이 겸손하면서도, 어떻게 확신에 찬 임무를 가지고 책을 쓸 수 있었느냐고 질문을 제기할 수 있다. 여느 인생과 마찬가지로 문화기술지에 있어서도 이것은 우연이었다. 연구-중심 대학 경영학과의 초보자(예: 조교수)로서 나는 저명한 경영학 학술지에 내 연구들을 게재하고 싶었다. 그러나 이 학술지들은 문화기술적 연구에서 무엇을 기대할 수 있는지에 대해 일반적으로 잘 모르는 것 같았다. 간헐적으로 출판된 사례 연구들은 대체로 Glaser와 Strauss(1967)를 인용하였고, 경우에 따라서는 Miles와 Huberman(1984) 혹은 Yin(1984; Aldrich, Flowler, Liou와 Marsh, 1994 참조)을 그럴듯하게 의례적으로 인용하였다. 예를 들어 저자들은 "우리는 Miles와 Huberman(1984)의 방법론을 사용하였다."라고 기술하였다. 이것은 마치 아무런 준비 없이 "우리는 Blalock(1967)의 방법을 사용하였다."고 제시하는 다변량 연구 만큼이나 도움을 주지 못한다. 그래서 나는 방법에 관한 내용을 쓰기 시작하였

다. 이는 그 동안 내가 *무엇*을 수행해 왔는지를 상세히 보여줄 뿐만 아니라, *왜* 이 연구에 대해 상세하게 기술해야만 하는지에 대한 이유를 보여주었다. 원고가 확대됨에 따라 나는 더 폭넓은 독자층을 위한 증언을 만들어 내고 있음을 깨달았으며, 이것들이 바로 이 책에서 다루어지는 내용이다.

이 책의 독자 이 책의 독자는 폭이 넓다. 그 이유는 문화기술적 방법론에 대한 논의의 틀에 따라 다음의 네 가지 종류의 독자에게 도움이 되리라는 관점에 근거한다. 문화기술자가 방법론적 논의를 설명하고 있다면, 즉 연구자가 자신의 연구 방법을 어떻게 설명하고 있는지에 대해 설명하고 있다면, 반드시 동시에 자신의 연구 설계를 설명해야 한다. 연구 설계는 연구를 시작할 때 고려해야 하는 논의이고, 연구 방법에 대한 논의는 연구 종료시 고려해야 할 연구 설계라고 말할 수 있다. 이런 이유 때문에 이 책의 첫 번째 독자는 초보 문화기술자가 된다. 두 번째 독자는 연구비를 신청하려는 문화기술자 혹은 문화기술적 연구를 출판하는 전문 학술지 이외의 학술지에 연구를 게재할 때 긍정적인 심사를 받고자 하는 문화기술자이다. 세 번째 독자는 연구재단 혹은 학술지의 연구계획서 심사자이다. 인류학 및 사회학과 관련된 논문 출판사와 학술지의 연구 심사자들은 문화기술적 연구 방법론에 대한 정통한 심사위원으로서 인정받을 수 있지만, 이러한 학문 분야 내에서 조차도 문화기술적 연구 방법론에 관한 논의가 무엇으로 구성되어야 하는지에 대해 합의된 바가 없다.[2] 네 번째 독자는 문화기술적 연구 방법을 배우지 않은 학자로서 자신이 읽은 문화기술적 연구들의 기초가 되고 있는 연구 방법을 평가하고자 하는 모든 학자이다.

문화기술자는 연구 방법에 관한 논의를 꼭 기술해야만 하는가?

진행되지 않은 논의

문화기술적 연구가 처음 시작된 학문 분야인 인류학에서 조차도 아직 문화기술적 연구 방법에 관한 논의의 규범들이 충분히 마련되어 있지 않은 상태이다.

Janestick(1994)가 말하는 "방법론 편중(methodolatry)"[3], 즉 방법에 집착하는 인류학 분야의 문화기술자를 비난하기는 어려울 것이다. 선도적인 인류학 학술지(예: *American Ethnologist, Man/Journal of the Royal Anthropological Institute*)에 나타난 연구 방법론에 대한 논의를 조사해보면, 이에 대한 내용을 거의 찾아 볼 수 없다는 것을 알게 될 것이다. 정기적으로 문화기술적 연구를 게재하고 있는 학술지로서 좀 더 사회학에 뿌리를 둔 학술지(예: *Journal of Contemporary Ethnography, Qualitative Sociology*)에서도 연구 방법에 대한 사항을 논의하고 있기는 하지만 구체적이지는 못하다. 이런 논문들은 자료의 성격이나 관리에 대한 설명도 충분히 해내지 못하고 있다. 응용사회과학 분야에서는 연구 방법에 대해 보다 자세한 논의가 진행되고 있지만, 문화기술적 연구에 초점을 맞추어 논의되지는 않고 있다. 응용학문 학술지들에 게재된 문화기술적 연구의 비율이 근거이론, 자연주의적 탐구(naturalistic inquires)나 신속한 평가 연구에 비하여 상대적으로 적으므로, 비문화기술적 연구에 가까운 논의가 형성었다고 할 수 있다. 이들의 논의는 관찰자가 현장 행위자들과 어떤 관계를 형성하고 있는가에 관심을 두기보다는, 평가자 신뢰도 점검 등, 문화기술적 연구에서는 크게 중요하지 않은 것에 초점을 맞추고 있다.

연구 방법에 대한 논의는 문화기술적 논문보다는 문화기술적 서적에서 오히려 더 자주 찾아볼 수 있다. 말리노프스키(Malinowski, 1922/1961)가 기술한 *서태평양 탐험가(Argonauts of the Western Pacific)*의 서론은 이런 장르의 다양한 부록, 머리글, 편집 후기, 그리고 에피소드 등을 기록한 선구자로도 유명하다(Stocking, 1992). 그러나 서가를 뒤지며 문화기술적 서적을 찾아 이런 논의가 있는지 찾아본다면, 아마 거의 찾지 못할 것이다. 이처럼 방법론에 대한 논의가 부족한 이유 중의 하나는 "가장 두드러지고, 익숙하고, 유행하고, 흔한, 그리고 아주 잘 알려진 유형의 문화기술적 연구가 사실주의적 설명(realist account)의 형태"로 저술되어 있기 때문이다(Van Maanen, 1988, p. 45). 이런 전통 안에서 독자는 문화기술자가 제시한 기술과 이론을 파악해야 하지, 문화기술자가 어떻게 그러한 지식을 얻게 되었는지에 관해 고심하느라 연구의 흐름을 놓쳐서는 안 된다. 현대에 와서도 Burridge(1960)가 머리글에 다음과 같이 기술한 것에 반대하기 어려울 것이다:

"현장에서 인류학자들은 세미나 이후 종종 저녁 파티를 열거나 긴장을 풀고자 한다. 그런데 이러한 일화들이 아주 진지한 논쟁으로 이어지는 예는 드물다(p. 1)."

문화기술적 연구 방법에 관해 논의하지 않는 이유

이와 같이 연구 방법에 대한 논의가 극히 적다는 사실은 이 책을 기획하는데 있어서 하나의 경고가 되리라고 생각할 수 있다. 어쩌면 문화기술적 연구 방법에 대한 논의는 이런 학문 분야 안에서 연구비 신청용 연구계획서나 투고된 원고를 심사하는 학자의 마음을 안정시키기 위해 덧붙이는 일종의 인공 이식절편에 불과할 수도 있다(Sanjek, 1991). 연구 방법에 관한 논의는 "Nacirema" (미국적)[4] 학문 풍토에서 잘 알려진 '출판이냐 파멸이냐(publish-or-perish)' 라는 미국식의 게임이 아니라면, 그다지 가치 있어 보이지 않을 수도 있다. 문화기술적 연구 방법은 연구 과정이 지니는 융통성과 연구 상황에서 발생하는 각각의 독특성으로 인해 연구 과정을 공식화하는데 근본적인 한계가 있다. 더욱이 인류학자들은 스스로를 "무뚝뚝한 개인(rugged individuals)" (Jackson, 1990, p. 32)으로 간주하면서 자신의 특수성을 즐긴다고 볼 수 있다. Wolcott(1992)도 질적 연구자들에 대하여 "우리 모두는 각자 자신만의 스타일을 지닌 연구자이다(p. 39 : 강조는 제외되었음)."[5]라고 솔직하게 기술하였다.

문화기술적 연구의 실무 자체가 진실로 특이한 것이라면, 오로지 연구 결과만이 평가 대상이 될 수 있을 것이다. 그러므로 "인류학자에게 있어서 문화기술적 연구는 하나의 연구 방법이 아니다. 그것은 하나의 결과물이다." (Muecke, 1994, p. 190) 통계학에 익숙한 연구자는 독자를 납득시키기 위하여 "방법론적 엄밀성"을 적용할 수 있다. 그러나 문화기술자는 다른 방법을 사용한다(Golden-Biddle & Locke, 1993, p. 597). 더욱이 이들은 다른 목적을 추구한다: 문화기술적 연구에서는 통찰력 증진을 목표로 하므로 자료와 분석에 대한 강조는 상대적으로 적어지게 마련이다.[6]

어떤 면에서 볼 때, 하나의 가장 근본적인 규범은 이러한 목표 달성을 위한 방법을 규정하는 것이다. 다시 말해서 자료에 대하여 사고할 필요가 있는데, 이러한 사고는 빠르게 진행될 수가 없다(Wolcott, 1994, pp. 37, 39). 그러나 해석이 어떻게 도출되었는지에 대해서는 전혀 문제 삼지 않는다. 왜냐하면 진실한 이해의 샘물이라고 볼 수 있는 "패턴 양식이나 통찰력의 순간적 폭발(표현)"(Wolcott, 1994. p. 24)은 자료를 "초월한" 결과를 얻기 위하여 상상력을 이용하기 때문이다(Asad, 1994; Whyte, 1984, p. 21; Wolcott, 1994, p. 258). 그러므로 "문화기술적 연구는 시나 가설과 같이 누군가가 그것을 적용해 보고 난 *이후에만(ex post)* 평가될 수 있다(Geertz, 1988, p. 147)."

문화기술적 연구 방법에 관해 논의를 해야만 하는 이유

인류학자들은 연구 방법을 기술하는데 크게 관심을 기울이지 않는 자신들만의 이유를 가지고 있다. 그렇다 할지라도 연구 방법에 대해 좀 더 명백해야만 하는 이유들이 있다. 독자의 시각에서 볼 때 연구 방법에 대한 논의는 연구의 어떤 측면을 수용하고 거부하고 제한할지에 대해 잘 파악하고 판단할 수 있게 해준다(Agar, 1996, p. 14). 더욱이 "지식을 창출할 뿐만 아니라 지식을 *적용*하고자 하는 경우, 그 상황에 스스로 서 보고자 하는 회의적인 사람들을 설득할 수 있을 만큼 신뢰할만한 주장이 필요하다(Agar, 1996, p. 15)." 보고서가 얼마나 길건 혹은 독자가 얼마나 지루해 하건 상관없이, 제시된 자료는 단지 일부분, 즉 문화기술자가 알고 있는 것보다 더욱 작은 일부분에 지나지 않는다(Agar, 1996, p. 38-39). 자료는 "적합한 예시문"(Gluckman, 1961) 그 이상의 것이 되기 어렵다. 독자들은 이러한 예시들이 실제로 얼마나 적합한지 평가하기 위해서 보다 많은 자료를 필요로 한다(Wolcott, 1990b, p. 27).[7]

연구 방법에 대한 명백한 논의가 줄 수 있는 또 하나의 이점은 초보 문화기술자들을 위한 훈련 지침이 될 수 있다는 점이다. 이런 논의는 인류학 또는 문화기술적 사회학에 관한 배경이 부족한 예비 문화기술자들에게도 도움이 될 수 있다. 이들이 학문적 훈련을 받기 이전에 문화기술적 연구를 시도해야만 하는지에 대한 것은 또 다른 논쟁거리가 될 수 있다(Wolcott, 1990a, 1992). 연구 방법론이 학문적 훈련을 대체하고 있다고 보면, 연구 방법론에 대한 문화기술적 불신은 전적으로 정당하다고 할 수 있다(Wolcott 비교 1994, p. 35). 그래도 연구 방법에 대한 논의는 좀더 나은 연구를 유도하는데 도움을 줄 수 있다. 만일 문화기술자가 연구를 수행할 때 방법론적 근거에 대한 책임을 인식하고 있다면, 좀 더 나은 방법론적 결정, 예를 들어 좀 더 많은 시간을 현장에서 보내야 한다는 결정을 내릴 수 있을 것이다(Schwandt & Halpern, 1988). 더욱이 연구 방법에 대한 기준이 보다 분명해진다면 문화기술자는 논문을 게재할 때 문화기술적 연구에 익숙하지 않은 논문 심사자 혹은 독자들에게 좀 더 나은 방법으로 해설을 제공함으로써 도움을 얻을 수 있을 것이다.

문화기술적 연구 방법에 친숙한 독자들은 보다 분별력을 지니게 되고, 희망 사항이긴 하지만, 보다 의구심을 품을 수도 있다. 어쩌면 이것이 Wolcott(1990a)가 "문화기술적 연구를 하는 사람이라면 누구나 다른 사람에게 문화기술적 연구 방법에 대해 설명할 수 있는 만족스러운 방법을 모색하는데 참여할 의무가 있다(p. 47)."고 말하는 이유일 것이다. 문화기술적 연구 방법을 설명하기 위한 나름대로의 규범을 가지고 있다면, 경제학과 심리학에서 개발된 것과 같은 연구 전통의 방법론적 기준에 얽매이지 않게 될 것이다. 문화기술적 연구가 나름대로의 기준을 마련하지 못하는 한, 인류학 이외의 학술지에 투고된 문화기술적 연구는 앞으로도 계속 통계 중심의 연구를 위해 개발된 준거에 의해 평가될 것이다.[8] 문화기술자들의 연구 방법에 대한 논의 여부와는 관계없이 해당 심사자들을 포함해서 독자들은 연구 방법에 대한 기대를 가지고 있다. 만약 문화기술자가 연구 방법에 대한 나름대로의 양식을 분명히 표현한다면, 이들은 자신의 연구에 *대한* 것만이 아니라 자신의 연구를 *위한* 기술이 될 수도 있을 것이다.

2. 문화기술적 연구 방법에 대한 기술

문화기술적 연구를 계량 심리학이나 계량 경제학의 방법론적 표준에 맡기는 것은 적절하지 않다. 오히려 다른 질적 연구 방법의 표준에 맡기는 것이 약간 나을 것이다. 근거이론과 자연주의적 연구가 대안이 될 수 있다. 사례 연구 방법들도 질적 연구 방법의 표준을 검토하는데 크게 영향을 미치는데, 왜냐하면 문화기술적 연구와는 달리 이들은 명확한 연구 방법의 표준을 마련하고 있기 때문이다. 요약하자면 이들의 영향으로 인해 문화기술자들에 대한 오해가 생겨날 수 있다는 점을 보여주고자 한다.

문화기술적 연구란 무엇인가?

문화기술적 연구가 다른 사례 연구 방법이나 질적 연구 방법과 같지 않다면 다른 점은 무엇인가? 이 점에 대해 이미 정해져 있는 보편적 정의는 없다. 그 이유는 문화기술적 연구 형태가 매우 다양하게 존재하기 때문이다(Boyle, 1994; Wolcott, 1992). 그러므로 이 책에서 사용할 의미에 대해 명확히 밝혀야 한다. 그러기 위해 나는 문화기술적 연구에서 보편적으로 알려진 네 가지 특성 이외에 다섯 번째 특성을 추가시키고자 한다. 이미 제안된 정의는 실재론적인 것이 아니다. 왜냐하면 사회적 분류군들 사이의 실질적인 경계들은 전형적으로 다의제적(polythetic)이라는 분류학의 교훈 때문이다(McKelvey, 1982; Needham, 1975). 그러므로 그들의 존재로 인해 하나의 연구를 오직 하나의 범주나 분류군으로 배정해 주는 특징들(예: 참여 관찰, 맥락주의, 해석)이란 없다. 더 나아가 세분화된 형태의 문화기술적 연구(분석적 문화기술지와 같은; Lofland, 1995)는 부가적인 구별 기준을 가지고 있는데, 이는 이에 대한 제안자로부터 추가 설명을 들을 필요가 있다.

참여 관찰. 문화기술적 연구의 첫 번째 특징은 참여 관찰이다. 문화기술적 연구는 참여자의 역할 형태의 측면에서 보면 연구자가 탐구하게 될 현장에 자연스

럽고 긴밀하게 참여하면서 "매일의 일상생활"의 환경(예: 민속방법론) 안에서 탐구하는 현장 연구와 유사한 점을 가지고 있다. 또한 다양한 자료 접근법을 적용하지만(Asad, 1994; Hammersley, 1990), 여기에서 초점이 되는 연구 도구가 있다. 그 도구란 소위 연구자 자신의 탐구 경험으로서, 이는 현지인(natives)과 함께 매 상황에 따라 적절하게 탐색하는 것을 말한다. 예전에는 *현지인*이라고 명명했지만, 이 책에서는 *행위자*(actors) 또는 *내부자*(insiders)로 명명하기로 한다.[9]

총체주의. 문화기술적 연구의 두 번째 특징은 총체주의(holism)를 따라야 한다는 점이다. *총체주의*(Johnson & Johnson, 1990)란 용어에는 다양한 의미가 있는데, 이 중에서 두 가지가 중요하다. 첫 번째는 연구자가 "문화"나 "사회"라는 총체론적인 추상 개념(Strathern, 1992; Thornton, 1988)을 만들어내기 위해 개별적으로 관찰한 것을 합성해야한다. 이런 의미에서 인류학에서 총체론에 대한 핵심적 의미는 "문화는 통합된 전체이고 개인은 전체의 맥락 내에서 이해될 수 있다"(Johnson & Johnson, 1990, p. 167)라는 점이다. 두 번째는 관심의 폭이 "포괄적"(Johnson, 1987)이라는 점이다. 훌륭한 문화기술적 자료의 범주는 넓으며, Becker(1996, p. 65)의 표현에 의하면, 이는 관심 범위의 "폭"이 넓다는 것을 의미한다.

포괄성(comprehensiveness)은 실무 혹은 양식(fashion) 내에서만 적용된다.[10] 문화기술적 연구에 근거한 모든 글 특히 학술지에 실린 글들은 모든 것을 포함할 수 없다(Adler & Adler, 1995)는 점에서 볼 때, 이런 특성에 대해 다소 의구심을 갖게 된다. 또한 양식 면에서 전통적인 포괄성을 찾을 수 없다(Agar, 1996, p. 4). 아직 존재론적 위치가 명확하지 않은 '문화'와 같은 전체화된 개념을 사용함으로써 포괄성을 정당화시켜 왔다(Strathern, 1992; Thornton, 1988). 문화기술적 글쓰기는 포괄적이라기보다는 초점이 좁은 경향이 있다(Johnson, 1987). 이러한 지적에도 불구하고 관찰된 것의 범위가 학문 분야와 전문성을 능가하는 것은 사실이다. 다소 한계점이 있지만, 그래도 이와 같은 총체론적 의미는 여전히 문화기술적 연구의 눈에 띄는 특징으로 받아들여지고 있다.

맥락적 민감성. 문화기술적 연구의 세 번째 특징은 맥락적 설명에 있다. 특수

한 환경 속에 몰두함으로써 연구자는 총체적이고 다양하고 포괄적인 자료와의 연계성을 파악할 수 있게 된다. 문화기술자는 다른 사람과 연결하면서 또는 상황적 맥락에 적합한 개념(Agar, 1986b)과 연관지으면서 관찰한 것들을 설명한다. 일부 문화기술적 설명은 관찰된 사회적 삶의 범위 안에서 추상화된 것이지만, 그래도 해당 장소의 특수한 사항들을 상세하게 반영해 주어야 한다. "보통의 경우 문화기술적 연구는 복잡하고 독특한 주제보다는 상황적인 논리와 해석 및 이야기(narrative)를 더욱 선호 한다(Van Maanen, 1988, p. 43)."[11] 이것이 그들이 이해하고 경험적 전체로서 국지적 상황에 몰입했던 것을 연결시켜주는 접근법이다(Asad, 1994, p. 57). 현장 작업의 시공간적인 제약으로 인해 "전통적 문화기술적 연구의 맥락에 대한 관심(Wolcott, 1994, p. 30)"은 국지적으로 관찰할 수 있는 상황적 맥락으로 제한되었다(Burawoy, 1991; Firth, 1977; Lyon, 1997를 참조할 것). 그럼에도 불구하고 말리노프스키 시대 이래로 맥락주의(contextualism)를 이상적인 것으로 보고 우세한 방법론으로 수용하여 왔다(Strathern, 1987).

사회문화적 기술. 인간의 상황적 맥락 속에 한 개인이 참여하는 문화기술적 연구의 네 번째 특성은 사회적 관계와 문화에 대하여 상세하게 묘사하고 분석하는 것이다(Wolcott, 1992, p. 27). Wolcott(1992, p. 42)가 정리한 용어에 의하면, 문화기술적 연구의 영역은 "사회문화적"이다. 그는 좀 더 논쟁의 여지가 있는 용어인 설명(explanation)을 사용하였는데, 설명이 문화기술적인 것이 되려면 "문화적"이어야 한다고 주장하였다(Wolcott, 1990a, 1992; Rosen 1991; Van Maanen, 1988, p. 1). 이런 용어는 미국 내 문화인류학의 입장을 반영하고 있다. 영국의 사회인류학자들은 "문화와 사회 사이의 관계는 일직선상에서 서로 반대 방향에 위치한다"고 말한다(Lewis, 1976, p. 19; Beattle, 1966, pp. 20-21).[12] 이러한 주장에도 불구하고, 문화기술자는 적어도 행위자들의 "주관적 비젼"을 기록한다(Asad, 1994, p. 57)[13]는 점에서 문화가 중요시된다는 점에 동의한다. 말리노프스키(1922/1961)는 "문화기술자가 결코 놓치지 말아야 할 가장 중요한 목표는 현지인들의 관점을 이해하는 것이다(p. 25; pp. 19, 22-24)"라고 하였는데, 이는 사회적 통념처럼 늘 명심해야 할 선언적 진술이다.

이론적 연관성. 문화기술적 연구의 다섯 번째 특징은 인류학적 또는 사회학적 이론을 이용한다는 점이다. 의문점은 이러한 이론 없이도 연구가 진정으로 문화기술적인가 하는 점이다. Trotter(1991, p. 180)는 (Rosen이 그랬던 것처럼, 1991) 문화기술적 연구는 "인류학 이론의 틀"을 필요로 한다고 주장하였다. 이러한 입장에서 나타나는 문제는, 인류학에서 이론과 문화기술적 연구가 별개의 역사를 가지고 있다는 점이다(Stocking, 1992, p. 58; Van Maanen, 1995). Fardon(1990)이 지적했듯이 20세기 인류학은 이론에 있어 성공적인 흐름을 보여 왔다. 그러나 참여 관찰에 바탕을 둔 문화기술적 연구도 부상하였다(이는 매우 짧은 방법적 논의를 선호한 Wolcott[1990b, p. 26]의 논의에 기초한 듯하다).

방법으로서 문화기술적 연구가 시간을 초월할 수 있음은 문화기술적 연구 결과가 지지하는 이론을 초월할 정도로 공헌하였음을 의미한다(Johnson, 1987). 문화기술적 연구가 공헌하고 기여할 수 있으려면, 그 이론이 입증할 수 있는 것이 무엇이든지 간에 어떠한 이론을 이끌어 내야 한다고 주장하기도 한다(Adler & Adler, 1995). 이와 관련지어 인류학계에서 강력히 요구하는 것은 "본래의 연구 문제를 제기할 때에는 존재하지 않았던 새로운 개념이 연구 결과에서 나타나야만 한다"는 것이다(Agar, 1996, p. 39). 사회학계에서 흘러나오는 다소 약한 목소리로는 문화기술적 연구가 우리로 하여금 흥미 있는 이론을 다시 생각하게 하거나 "재구성"하는 것을 돕는다는 것이다(Burawoy, 1991; 인류학자 Wolcott, 1994, p. 45). 그러나 비록 이론이 중요하긴 하지만 문화기술적 연구는 근거이론처럼 이론이나 개념에 초점을 두고 있지는 않다.

문화기술적 연구=근거이론
(그러나 이들은 완전히 동일한 것이 아니다)

교육, 보건 및 경영학과 같은 응용사회학 연구에서 우세하며 평가자의 기대에 영향을 미칠만한 비문화기술적 질적 연구 방법은 근거이론방법이다. *The Discovery of Grounded Theory*(Glaser & Strauss, 1967)는 "정당성을 보여주기 위한 미사여구로 사용되었는데, 이들은 인정받았음을 나타내기 위한 피상적이고 의미 없는 도장"(Locke, 1996, p. 244)으로 사용되어 왔다. 예를 들어 경영학 분야에서 문화기술적 연구는 근거이론보다 훨씬 덜 일반적이었다(Locke, 1996). 그러므로 한 분야에서의 "근거이론" 전통이, 우리의 시각에서는 실수라고 생각되는데 질적 연구에서 이론화하는 가장 우세한 접근법(Richards & Richards, 1994, p. 446)으로 흔히 제시되고 있다는 것은 놀랄만한 일이 아니다. 이러한 잘못은 *Basics of Grounded Theory*(Strass & Cobin, 1990)와 같은 총론적인 책의 제목들로 인해 사라지지 않고 있다(Strauss & Corbin, 1990).

공통점. 근거이론과 문화기술적 연구는 공통점이 있다.[14] 두 가지 모두 자료와 이론의 반복적인 비교를 통해 이해를 도출해가는 비교 과정을 이용한다(Agar, 1986b, pp. 16, 25-27). 더 나아가 문화기술적 이론은 '근거에 입각한(grounded)' 이론이라고 할 수 있다. 왜냐하면, 문화기술자는 현존하는 이론에 비추어 자료를 도출해 내기 이전에[15] 우선적으로 그들 고유의 맥락 안에서 관찰하며 생각하기 때문이다.

차이점. 그럼에도 불구하고 문화기술적 과정은 특색이 있다. 현대의 비교 방법(적어도 말리노프스키 이후의 인류학에서는)은 "명료한 체계의 비교," "맥락의 비교(Strathern, 1987, pp. 254, 261)"이었다. 일부 문화기술적 연구는 너무 성급하게 추상화(Wikan, 1991)시켜서 비약되었다고 비난받곤 하지만, 분석이나 해석보다는 묘사(description)에 초점을 맞추자는 Wolcott(1994)의 충고는 규범적 오리엔테이션이 되고 있다. 문화기술자와 다른 비문화기술적 사례 연구자는 이런 표준을 공동으로 따르고 있지만, 근거이론은 이러한 표준적 견해와 함께 하지 않는다.[16]

근거이론은 적어도 문화기술적 연구에는 없는 두 가지의 장점이 있다. 근거이론의 방법론적 절차는 *Qualitative Research for Social Scientists* (Strauss, 1987)라는 총론적인 책에 상세히 기술되어있다. 근거이론은 시간적 이점 때문에 계약 연구자나 반드시 출판해야 하는 저자들에게 많은 관심을 받을 수 있다. 그 예로

Strauss(1987)는 "전형적인 현장 연구 방식에서처럼 많은 시간과 에너지를 사용할 필요가 없다고 주장한다. 왜냐하면 좀 더 효율적으로 짧은 시간의 관찰과 면담으로도 이론적 자료 수집이 가능하기 때문이다"(p. 275). 즉 맥락이 아닌 개념에 관심을 둔다면 좀 더 효율적이라는 것이다.

근거이론에서의 핵심어는 *이론*이지 *근거*가 아니다. 근거이론의 프로토콜은 "맥락"이나 "조건"을 부호화하는 방법을 알려준다(Strauss, 1987; Strauss와 Corbin, 1990). 그러나 문화기술적 표준에서는, "지속적인 비교"가 자료 수준에서는 거의 이루어지지 않는다(Emerson, Fretz & Shaw, 1995, p. 167). 비교는 특정 행위자와 같이 구체적인 것들로부터 개념으로 추상화되면서 여기에 대부분의 노력이 집중된다(Strauss, 1987, pp. 20-21, 32, 127-128). 결과적으로 "근거이론에서는 각 상황의 구체성을 억압하게 된다(Burawoy, 1991, p. 271)."

이러한 접근법과 문화기술적 연구 간의 차이는 Strauss가 공동 참여한 두 권의 책에서도 잘 드러난다. *Boys in White: Student Culture in Medical School*(Becker, Geer, Hughes & Strauss, 1961)는 학생들의 과정을 그들의 연구 방법을 통해 전체적으로 구성한 특정 의과대학(캔사스 대학)에 관한 연구이다. *Social Organization of Medical Work*(Strauss, Fagerhaugh, Suczek & Wiener, 1985)는 "기계 업무" 및 "안전 업무"와 같은 개념적 주제로 구성된 일반 병원에 관한 연구이다. 첫 번째 연구는 문화기술적 연구이고 두 번째는 근거이론 연구이다.

문화기술적 연구 = 자연주의적 탐구 (이 또한 동일하지 않다)

자연주의적 탐구는 교육이나 마케팅과 같은 또 다른 응용학문 분야의 질적 연구에 영향력을 발휘하였다. 이는 근거이론과 같이 명확한 표준적인 준거가 있다는 장점이 있다(Guba, 1981; Lincoln & Guba, 1986, 1990). 문화기술자는 자연주의적 연구 방법의 규범을 자신의 것으로 채택하여 이들의 장점을 빌려 올 필요가 있다. 문화기술적 연구에 적용이 필요하다는 이러한 견해는 Wallendorf와

Belk(1989) 그리고 Gliner(1994)[17]가 잘 도입한 것처럼 보인다. 자연주의적 탐구는 문화기술적 연구와 유사해서, 연구자는 문화기술적 연구로 결과를 쓰고는 이를 자연주의적 탐구라고 제시할 수 있다. 그렇다면 문화기술적 연구의 표준은 실제로 얼마나 독특할 수 있는가? 문화기술적 연구에서는 참여 관찰을 분명하게 핵심으로 취급하는 것에 반하여, 자연주의적 탐구에서는 이를 지엽적인 것으로 간주한다.

Guba(1981)의 "자연주의적 탐구의 진정성(trustworthiness) 평가 기준"은 이 방법의 기대에 대한 기본적인 진술이다. 그런데 이 진술에는 참여 관찰자의 역할, 문화기술자의 경로와 밀접하게 연관되어 있는 주제들, 행위에 담긴 말, 정보 제공자의 진술에 영향을 주는 현장 조건뿐만 아니라, 연구 장소를 선정할 때 고려해야 할 점 등이 생략되어 있다. 문화기술적 연구 방법에서는 이런 것들이 주요 관심 사안이 된다. 또한 Guba(1981)는 문화기술적 연구와는 다른 방법적인 전략으로 점진적인 반복(stepwise replication)과 감사 경로(audit trail)도 제시하고 있는데 이는 전적으로 비문화기술적이다.[18]

어떻게 문화기술적 방법을 묘사할 수 있는가?

문화기술적 방법을 판단하는 준거와 표준

문헌 내 결여. 누군가가 문화기술적 "방법" 부분이 유용하다고 결정하고 이를 비슷한 종류의 논의와 구분하고자 한다면, 그는 문화기술적 방법에 대한 준거를 설정할 필요가 있다. Adler와 Adler(1995)는, 총체적으로 봐서, 문화기술적 연구의 질에 대한 평가는 "이미 수립된 규범과 지침(p. 20)"에 의거한다는 것이 수정되어야 한다고 하였다. 그러나 방법적인 논의에 대한 기대치까지는 합의가 이루어지지 않았다. Lofland와 Lofland(1995)가 관찰한 바와 같이, "방법론적 설명의 특성과 내용은 잘 표준화되어 있지 않았다(p. 222)."[19] Jackson(1990)은 실제적인 문화기술적 연구 실천의 한 측면인 현장 노트에 대한 생각과 이용에 대해 연구한 바 있다. 그녀는 70명의 현장 연구자들과의 면담을 통하여 "표준이 되는 방법론

이 부족"하고 "방법론적인 규정(p. 26)"에 대한 지식이 부족함을 발견하였다. 문화기술적 연구의 독자와 평가자가 어떻게 방법론적 준거를 사용해야 할지에 대해 알려주는 실증적 연구에서 찾아 볼 수가 없다. 다른 분야의 연구로부터 추정해 본다면, 평가에 대한 신뢰도는 낮게 나타나고 준거에 대한 일치도는 기껏해야 "보통" 정도에 불과할 것이다(Campion, 1993a, p. 32; Cicchetti, 1991).

유일한 준거 아니면 유사한 준거?

통계 중심적 연구와 "견줄만한" 준거를 사용하면(Guba, 1981) 이런 연구에서 얻을 수 있는 이점은 학문적 표준화가 가능해진다는 것이다. Markus(1992)는 표준적인 논문 양식처럼 공통적인 접근법을 사용하게 되면, 연구 형태와 학문의 전문성을 초월하여 서로 소통할 수 있을 것이라고 주장하였다. 더 나아가 일반적 지식에 해당하는 것은 문화기술적 연구에서도 통할 것이다. 그러나 만일 다른 연구 방식으로 훈련받은 심사자가 연구자 본인을 위한 연구처럼 보일 수도 있는 문화기술적 연구 계획서를 심사하게 된다면, 과연 이들이 문화기술자에게 공감하며 귀를 기울일수 있을지 의문이다(Becker, 1996). 만일 이들에게 기존의 관습적인 접근 형태에 따른 기준으로 단순하게 평가해 달라고 요청한다면, 이들이 갖는 낯선 느낌은 크게 감소할 것이다.

통계 중심적 용어의 한계. 비록 문화기술자들 사이에 용어상으로 일치하는 것이 한 가지 있다고 해도, 통계 중심적 연구에서 요구하는 것을 무조건적으로 혹은 아무런 변용도 거치지 않은 채, 자신의 연구에 적용하는 것은 어리석은 짓이다(Leininger, 1994). 분명, 완전한 반복성과 "절차"와 "기기(재료)"에 대한 관심을 가지면서, *미국심리학회*의 출판 매뉴얼(Publication Manual)의 "방법" 편에 제시된 준거를 적용하기란 쉽지 않다(American Psychological Association, 1994, pp. 12-15). 다른 예로는 "질적" 연구를 위한 지침서인 응용 심리학의 "논문 심사 체크 리스트"는 연구자가 모든 연구 절차를 상세하게 기술하여 재현 가능할 수 있도록(Campion, 1993b, p. 714) 하고 있어서 응용 심리학은 통계 중심의 연구 쪽으로 많이 기울어져 있다. "연구자가 내용 분석을 정확하게 수행하도록 보증하기

위한" (Campion, 1993b, p. 714) 것과 같은 처방은 너무 추상적이어서 연구자에게 그 어떠한 지침도 제공해 주지 못하고 있다.

통계 중심의 표준이 문화기술적 연구에 부적절하다는 실망과 함께 좀 더 적합한 언어들이 제시되었다. 이는 용어 측면에서도 혁신을 불러일으켰다. 예를 들어 Van Mannen(1988)은 "명백성(apparency)과 진실성(verisimilitude)" 이란 준거를 제시하였고, Hammersley(1990)는 "그럴듯 함(plausibility)과 출처의 진실성(authenticity)" 을, Golden-Biddle과 Locke(1993)는 "그럴듯함(plausibility)과 진실성(authenticity)" 을, 그리고 Leininger(1994)는 "신빙성(credibility)," "확인가능성(confirmability)," "맥락 내 의미(meaning-in-context)", "반복되는 유형화(recurrent patterning)", "포화(saturation)" 및 " 전이가능성(transferability)" 을 제시하였다.

Lincoln과 Guba(1986)는 질적 연구의 첫 번째 예에서 언급한 이런 유형의 쥬거들을 "양적 연구 준거에 견줄만(p. 78)" 하고 대조되는 "유일한" 것이라고 명명하였나. 적절한 사례를 만들어서 인식론적 가정(Fabian, 1991; Leininger, 1994)에 적합한지 평가하는 유일한 준거로 사용하였다. 대조적으로 전통적인 용어, 특히 측정과 통계적인 추론에 초점이 맞춰진 것들은 인식론적 가치를 넘어서서 연구 전략으로까지 그 의미가 확장되어 있다. 문화기술적 연구 전략은 확연히 다르기 때문에 연구 결과의 본질도 다르다. 그러므로 유일한 준거를 갖게 되는 또 다른 이점은 통계 중심 연구에서 소홀히 한 문제에 지속적으로 관심을 갖는다는 점에 있다. 이러한 문제는 이해 관계자들의 다양한 관점이 얽힌 윤리적, 현장 연구 및 수사학적 문제점들을 종합해서 보여준다. 이런 문제점은 Lincoln과 Guba(1986)가 제시한 출처의 "진실성(authenticity)" 준거에서 강조된 것과 같다.

이와 같이 유일한 준거를 사용하는데 있어서 커다란 장애물은 아직까지 이러한 개념들이 성숙되지 않았다는 점이다(Lincoln & Guba, 1986). 이렇게 유일한 준거의 개념이 구체화되지 않았다는 점과 기준이 되는 전통 모델을 사용할 때 나타나는 이점 때문에, 기존 연구 방법에서 제시된 것과 유사한 준거에 관심을 갖게 된다. 따라서 이 책에서 나는 중간적 입장을 취하는 Guba(1981)의 것을 채택하였다. 이러한 접근은 어느 정도 필요한 만큼의 독특한 준거를 제시하면서도 다른 한

편으로는 전통적인 개념에 적절하게 견줄만한 준거도 제시한다.

궁극적인 목표로서의 진리

통계 중심적 연구자와 문화기술자가 지닌 궁극적인 인식론적 가치는 동일하다. 이들이 자신을 "과학자"로 정의하든 아니든 간에, 모두 세계에 대한 진리를 알고자 노력하는 과학의 근본 목적을 공유하고 있다. 예를 들면, Lofland와 Lofland(1995)나 LeCompte와 Preissle(1993)는 모두 이와 같은 문화기술적 연구의 목적을 지지한다. 만약 그들에게 이러한 설명이 어느 정도는 진실일 것이라는 희망이 없다면,[20] 사람들은 왜 참여 관찰이란 어려운 시련의 연구 과정을 견디면서 *현장에 머무는지* 이해하기 어려울 것이다.

진리를 목표로 한 연구에 대한 포스트모더니스트의 비판

일부 문화기술자들이 과학적 지식 추구를 경멸하고 이러한 목적 자체를 고지식한 것으로 여긴다는 사실은 이미 널리 알려져 있다. 그 예로 이 책을 포함한 시리즈 편집인 중의 한 명은 "과학의 함성은 이제 인기가 덜 하고, 자신의 의견을 고집하는 문화기술적 연구의 견해와 양식은 시대에 뒤떨어진 것으로서, 이는 더 이상 인식론적으로 생존 가능하거나 사회적으로도 방어할 수 없는 순진한 시대를 나타낸다(Van Maanen, 1995, p. 73). 이것이 진부한 포스트모더니스트들이 갖고 있는 관점이다.

포스트모더니스트들은 "다양한 현실"이 존재한다고 주장한다. 왜냐하면 그들은 문화와 정신적 표상들은 현실과 동일하다고 믿기 때문이다(Lincoln & Denzin, 1994). 예로 Emerson 등(1995, pp. 3, 11-12)은 현장 노트에 관한 예민하고 통찰력 있는 텍스트에서, 연구자는 진실에 도달할 수 있는 특권을 지닐 수 없다는 사실을 반박의 여지 없이 관찰하게 되었다. 이와 동시에 이들은 다양한 구성원의 관점을 찾아냄으로써 연구자 자신의 관점이 지닌 편견을 최소화해야 한다는 중요한 결론을 이끌어냈다. 여기가지는 좋다고 치자. 그러나 이는 인식론적, 방법론적인 입장을 기반으로 하면서 행위자의 관점이 "진리"가 되고 문화기술자는 이와 같은 다양한 진리를 이해하는 것을 목적으로 한다는 존재론적 입장으로 빠지게 된다.

비록 포스트모더니스트의 글이 다양한 현실 표현에 관한 접근을 보여준다고 하더라도, 이러한 지식을 어떻게 얻었는가에 대한 의문점은 여전히 남게 된다. 분명 이것은 기존의 연구 방법에 의해 이루어졌다. 연구 방법은 세계를 배우게 하는 수단으로서, 그 세계는 그저 어떤 세계가 아니라 “실제” 세계이다. “실제” 세계를 알고자 하는 목적은 *실증적으로* 요구되지 않는다. 오히려 실재주의자(realist)가 가진 존재론이 대화의 명료함(intelligibility)의 필수적인 조건 혹은 “전제 조건”이 된다(Searle, 1995, p. 182). 문화기술적 연구도 마찬가지이다. 더욱이 만약 누군가 연구 방법에 대해 논의를 해야 하는 경우 이것은 전제 조건이라고 볼 수 있다. 그렇지 않다면 그는 단순히 존재론적 입장과는 상이한 규범을 이용하여 연기를 하고 있을 뿐이다(Hammersley, 1990, p. 61; Hunt, 1990, 1991, pp. 379-380).

포스트모더니스트적 자연주의 탐구에는 모순점이 존재한다. 평가자 간의 검사와 평가 경로와 같은 연구 방법적 규정이 있는가 하면, 또 한편으로는 반실재주의자의 존재론을 주장하고 있다(Lincoln & Guba, 1986, 1990; Aunger의 Abbott'이 주석을 비교, 1995; Agar, 1996, p. 51). 포스트모더니즘은 연구 환경(문화기술자의 경로에 관한 토의 4장 참조)에서의 문화기술자의 통찰력을 포함시키며 통찰력의 다양성을 독자에게 인식시킴으로써 문화기술적 방법에 공헌해왔다. 그러나 포스트모더니즘의 문제는 다음과 같다. 즉 주장하고 있는 다양한 현실이란 위와 같지 않고, 오히려 이는 다양한 표현(representation)이며, 각각은 현실의 진실성에 대해 지닐 수 있는 우리의 한정된 노력에 기초한다는 것이다. 이들은 존재론적이 아닌 인식론적인 입장인 것이다. 그러므로 포스트모더니즘은 “우리가 갖고 있는 현실에 대해 표현된 형태로부터 현실에 대한 결론을 이끌어 내는 반실재주의(antirealism)의 오류를 범하고 있는 것이다(Searle, 1995, p. 159, 7, 8장; D'Andrade, 1995).”[21]

합법적인 연구 목표로서의 진리

진리야말로 연구의 합법적인 표적이다. 그러나 정확히 그것은 무엇을 의미하는가? Ellis(1990)에 의하면 진리는 인식에 관한 평가 방식이고, 그 평가의 결과이기도 하다. 즉 그것은 우리의 인식론적 가치에 기반을 둔 것으로서 무엇을 믿어야

옳은 것인가 하는 점이다. 우리의 관심이 연구 방법일 때, 이러한 인식론적 가치는 과학의 가치이다. 과학적인 가치만이 적법한 가치가 아니며 그들의 지침에서 얻은 진리에 대한 측정만이 유일한 진리도 아니다. 예를 들어 문화기술자는 도덕적 진리, 예술적 진리, 혹은 우리가 알아차릴 수 있다면 종교적 진리까지도 밝히려고 노력할 것이다. 그러나 그 어떤 진리도 연구 방법에 대한 관심은 없다. 이 책에서처럼 연구 방법이 주요 논제가 될 때, 진리란 바로 이 순간 최상의 수단을 동원하여 이 문제에 관한 실재를 이해한 것을 바탕으로 하여, 잠정적으로 혹은 비평적으로 우리가 옳다고 믿는 것을 말한다(Hunt 1990).

관례적 준거에 맞추기

문화기술적 연구가 최선을 다해 "세계"에 관한 진리를 어렴풋하나마 알고자 하는 목표를 공유하는 만큼, 과학적 연구의 인식론적 가치는 또한 문화기술적 연구의 가치가 된다. 만일 잘 개발된 통계 중심적 연구의 준거 타당도, 신뢰도, 일반화 가능성이 과학적인 것이라는 기존 연구자들(Babbie, 1983)의 주장을 우리가 인정한다면, 이후 문화기술자는 이러한 기준과 그들의 준거 간에 어떤 연관성이 있는가를 보여 주어야만 한다. 같은 인식(지식)론적 가치를 공유한다는 것은 기존의 연구 방법에 견줄만한 준거의 사용을 정당화시켜 줄 것이다. 명백한 장애 요인과 전략상 기존의 표준을 수정하고 변경할 수밖에 없음을 용인하게 될 것이다. 이는 Guba(1981)가 기존의 연구에서 사용하는 용어와 이에 견줄만한 유사 용어를 제시하게 된 근거를 마련해 준다. 자연주의적 탐구 방법의 연구자도 여기에 속한다. 이 책의 문화기술적 연구도 이와 같은 입장으로 제시하고자 한다.

타당성(validity)을 진실성(veracity)으로. 타당도는 통계 중심적 연구 방법(Kirk & Miller, 1986; Sanjek, 1990a)에서 그대로 옮긴 준거이다. 그러나 Wolcott(1994)는 이 준거가 측정, 심리 평가 및 외적 타당도나 일반화 가능성의 의미가 지나치게 포함되어 있다고 주장한다. 통계 중심적 연구의 타당도는 "연구자들 생각에 그것들이 지니고 있다고 생각하는 것을 측정했는가?" 라는 질문을 제기한다. 이를 문화기술자와 관련된 질문으로 변용하면, 그들이 생각하기에 그것들이 지니고 있

다고 생각하는 것이 측정되고 있는지(Lofland, 1995; Wolcott, 1994) 여부에 관한 것이 아니고, 그들이 기술한 주장이 정말로 관찰된 것인가라는 점이다. 그들이 "진실에 가까운 것(Van Maanen, 1988, p. 11)"을 얻어냈는가? 이 기준으로 이 책에서 채택한 단어는 진실성인데(Merrian-Webster 대학 사전 10판에 따르면), 이는 아래와 같은 것을 의미한다. "1 : 진리에 대한 기여도. . . 2 : 진리를 전달하거나 인지하는 능력. . . 3 : 진리나 사실과의 일치성." 이 중에서 두 번째 것은 공감적 이해에 초점이 맞추어진 것으로 가장 문화기술적이다. 또한 첫 번째와 세 번째 의미는 문화기술적 방법에 있어서 기본적인 것에 해당한다. 진실성이 제기하는 가장 핵심적인 질문은 이 연구가 진실에 가까운 것을 얼마나 잘 기술해냈는가? 이다.

신뢰성(reliability)을 객관성(objectivity)으로. 신뢰성에 대한 통상적 가치와 관련하여 많은 질문을 제기할 수 있다. 편중되지 않게 측정하고 관찰자 효과는 없었는가? 반복 가능한가? 안정적인가? 이러한 질문 중에서 처음 두 개의 질문은 참여관찰과 동떨어진 면이 있다. 왜냐하면 참여 관찰에는 관찰자 효과와 관련되어 있고, 문자 그대로 이를 반복할 수 없기 때문이다(Hammersley, 1990, p. 61). 문화기술적 연구는 본질적으로 유동적인 주제, 즉 사람, 그들의 문화, 관계 등과 관련된 주제를 지속적으로 학습하는 연구 방법이다(Ottenberg, 1990, 1994; Van Maanen, 1991). 더욱이 정보 제공자가 보고하는 것은 본래 "매우 상황적인"(Dean & Whyte, 1958, p. 35; 강조는 제외시킴) 것이다. 누구든지 인간이 확고하게 지니고 있는 즉, 일관성 어떤 기본적인 내면의 태도나 의견이 당연히 존재한다고 할 수는 없다(Dean & Whyte, 1958, p. 35). 안정성이나 일관성은 문화기술적 연구를 잘못 이끄는 목표이자 결코 달성할 수 없는 목표에 해당한다.[22]

이런 통계 연구와 문화기술적 연구 사이의 차이에도 불구하고, 두 가지 연구 방법에 공통되는 핵심적이며 근본적인 질문이 있다. 문화기술자는 통상적 연구자보다 더욱 그 연구 세계에 관한 특정한 세계관에 얽매이지 않고 이를 극복할 수 있는 방식을 사용한다. 문화기술자는 다른 사람과 행동하고 말한다. 탐구는 상호주관적이고 가끔은 이(異)문화 간에 일어나는 커뮤니케이션에 뿌리를 두고 이루어진다. 이와 같은 근본적인 의미에서 볼 때, 상호주관성은 객관성을 열망한다(Fabian, 1991). 게다가 Boon(1995)에 의하면 문화인류학자들은 여전히 " '초객관성' 또는 '상호주관적으로 관찰 가능한' '평범 그 이상의' " 것이라는 이상을 추구하는 열망이 더욱 강렬하다(p. 180). 문화기술자의 열망은 "나 개인(자기중심적 주관성), 또는 우리 몇몇을 위한(편협한 주관성)것 뿐만 아니라, 우리 모두(비개인적인 또는 대인 관계적 객관성)를 위한 것이라는 점을 주장하는 것" 이다(Rescher, 1997, p. 4; Hunt, 1991, pp. 51, 165, 197, 291; Searle, 1995, pp. 8-12). 이 책에서 말하는 객관성의 의미는 경각심, 타인의 견해에 반응하는 것, 공감, 그리고 열린 마음 가짐.[23] 이라는 가치와 관련이 있다. 그러므로 중요한 질문은 이 연구가 얼마나 연구자의 관점을 *초월하였는지* 대한 것이다. 다음 질문으로는 이 연구가 정보제공자의 관점을 얼마나 잘 초월하였는가? 이다.

일반화 가능성(generalizability)에서 통찰력(perspicacity)으로. 일반화 가능성이라는 통상적 가치는 측정한 것이 표본 이외의 다른 일반인에게도 적용 가능한가? 라는 질문을 제기한다. 표본과 모집단이라는 의미로 일반화 가능성을 이해한다면, 일반화 가능성에 대한 탐색은 통상적 신뢰도에 대한 탐색만큼이나 의미 없는 일일 것이다. 그러나 문화기술자가 연구 장소를 벗어나도 응용될 수 있을 만큼 충분히 구체화되어 어느 정도의 구조나 과정, 또는 관계성에 대한 추상개념(construct)이나 이론을 전개할 수 있는가에 다시 주목하게 되었다. 일반화를 위한 문화기술적 노력은 추상화로 시작하여, 연구 결과를 적용할 사회적, 문화적, 그리고 시간적인 부수 사건들을 구체화시키면서 종결한다. 이러한 노력은 분석과 이론 구축의 효력에 크게 의존한다. 관찰한 현장을 초월하여 그 이상의 결과를 전달하고자 하는 특징적인 문화기술적 방법을 반영하기 위해서 문화기술적인 용어가 분명히 필요하다.

이런 기준을 위하여 이 책에서 사용할 용어는 '*통찰력*' 이다. 통찰력이 제기하는 첫 번째 의문은 과연 이 연구가 사실을 잘 밝히고 있는가? 연구가 어느 정도의 통찰력을 성취했다고 가정하면, 연구 방법과 관련된 중요한 논의의 질문은 이 연구가 인간이 경험하는 범위 안에서 *다른 시대와 장소에서도 적용 가능한 통찰력*

을 *지니는가?* 이다. 두 가지를 포괄할 수 있는 질문은 이 연구가 얼마나 근본적인 설명을 하고 있는가? 이다.

진실성, 통찰력, 그리고 *객관성*과 같은 특수 용어에 대한 동의가 이루어지면, 소통이 가능해질 수 있게 된다. 그러나 이 용어 자체가 문화기술적 실무를 개선하지는 못한다. 이 용어가 제시하는 인식론적 가치에 만족하고자 하는 노력만이 그 모험적 과업을 개선할 수 있다. 나의 바람은 우리가 안고 있는 현재의 한계를 인정하고 문화기술적 실무에서 이런 준거에 맞는 적절한 기준과 전략을 밝히면서 혁신적이고 진보적인 탐구에 박차를 가하는 것이다. 어떤 언어를 선호하는지와는 별개로 이러한 노력이 실패하면 손상을 입게 될 것이다. 진실성, 객관성, 그리고 통찰력은 단순하게 정의될 수 없는 가치이다.

표 2-1은 이런 용어를 채택하는 의미가 무엇인지를 보여준다. 문화기술적 방법에 대한 기대를 가지고 특정 준기와 표준을 결합시키고 있다. 문화기술적 연구 방

표 2-1 문화기술적 방법을 위해 기대하는 것: 준거, 문제점, 그리고 전략

인식론적인 가치	진실성(Veracity)	객관성(Objectivity)	통찰력(Perspicacity)
통상적 비교	타당도(외적 타당성 제외)	신뢰도(일관성 제외)	일반화가능성, 외적 타당도
내포된 질문	진실에 가까운 묘사	특정한 관점들을 초월	통찰을 통하여 얻은 결과가 어느 곳이든지 적용 가능
연구과정의 문제점	현장의 조건 속에서 발생하는 것을 배우는데 한계가 있음 (예를 들어, 위험성): 연구자가 개인적 이유 혹은 현장에서의 역할 취득 상 제한점이 있어서 학습하는데 한계가 있음	상황적 맥락에 대한 연구 결과의 민감성: 반응할 위험성: 연구 맥락을 충분히 구체화시키지 못함: 알려지지 않은 상황적 맥락과 연구 결과의 연관성	연구 방법이 통찰력을 창출하지 못함: 타당하지 않은 분류나 횡문화적 비교에 의해 연구에서 얻은 통찰력이 다른 곳으로 "이동할 수" 있는지 알 수 없음
연구 대처 전략*	**1. 장기간의 현장 조사** **2. 불일치하는 관찰들 찾기** **3. 좋은 참여자 역할 관계** **4. 상황적 맥락에 집중** 5. 다양한 자료수집 방법	**1. 문화기술자의 경로의 추적** 2. 응답자로부터의 확인 3. 외부자로부터 피드백 4. 인덱싱과 코딩에 대한 검사자간 확인 **5. 포괄적인 자료**	**1. 자료에 대한 심사숙고** **2. 탐색**

* 굵은 체로 쓰인 전략은 상당히 도움이 된다. 괄호에 있는 것들은 의심이 되는 전략이다.

법은 세 가지 준거 또는 인식론적인 가치 세트에 의해 평가된다. 인식론적 가치는 표의 상단에 세 가지로 제시하였다. 각각은 어떠한 가치가 실현되거나 현실화될 수 있는지에 관한 표준이나 기준을 가지고 있다. 첫 번째 열은 통계 중심 연구에서 사용되는 용어를 보여주고, 두 번째는 문화기술적 연구에 내포된 질문과 관련된 용어를 보여주고 있다. 다음 줄은 이러한 목적을 실현하기 위해 연구자가 겪는 문제점들을 제시하고 있다. 이러한 장애물들은, 불완전하게나마, 이러한 과제를 극복하는데 도움을 주는 전략과 연계되어 있다.

3. 진실성 확보

가장 먼저 설정해야 할 목표인 진실성

타협. 어떠한 연구 방법이나 도구로도 모든 목표를 충족시키기는 어렵다(LeVine, 1981). 따라서 Weick(1979)은 연구자는 연구를 하면서 "불가피하게 절충하거나 타협한 것이 무엇이었는지를 밝히고, 이렇게 타협하게 된 점에 대하여 너그러워질 필요가 있다(p. 35)"고 충고한다. 이러한 관대함이나 느긋함과는 상관없이, 연구자는 가능한 모든 목표를 최대한 달성하는데 어려움을 겪을 수 있다.[25] 통상적인 연구 기준에 따라 연구하는 문화기술자는 흔히 타당도를 가장 우선적으로 고려한다. Adler와 Adler같은 일부 연구자들(1995)은 신뢰도도 동일하게 적용되어야 한다고 주장하지만, 대부분의 연구자는 문화기술적 연구의 신뢰도나 일반화를 높이기 위해서 개인적인 접촉으로 얻는 이해인 타당도를 포기하는 것은 싫어할 것이다.[26] 진실성을 객관성이나 통찰력보다 중시하는 것이 된다. 분명한 것은 문화기술적 연구의 고유한 준거인 *명백성(apparency), 진실에 가까움(verisimilitude), 그럴듯함(plausibility), 신빙성(credibility), 진실성(authenticity)*은 객관성이나 통찰력과는 관계가 적고 진실성과의 연관성은 비교적 크다.

통찰력과 비교하면 진실성은 좀 더 일상적인 의미의 진실 추구를 말한다. 제 2장에서 *진실성*이란 진실과 일치하고 진실을 위해 헌신하는 것이라는 사전적 개념 정의를 제시하였다. 다시 말하면 이런 의미는 추상보다는 기술적인 또는 보아스적 진실(Boasian truth)을 일컫는다. 이와는 대조적으로, *통찰력*이란 불명확하고 분석적으로 밝혀지지 않은 지식과 관련된 진실을 향해 노력하는 구조주의자, 구조적 기능주의자, 비판적 실재주의자들을 의미한다. *통찰력*은 단순한 서술을 초월하는 진실성을 일컫는다.

그렇다면 진실성은 "객관성"과 "통찰력"의 목표와 어떻게 연관되는가? 다른 연구와 마찬가지로 문화기술적 연구에서 이 세 가지 인식론적 가치를 만족시키지 못하게 되면, 그만큼 연구를 통해 알게 된 진리를 발표할 만한 가치가 없음을 의미한다. 어느 정도 객관성을 확보하지 못한 연구 결과는 단지 어느 특정 인물의 견해에 불과할 뿐이다. 통찰력을 달성하지 못한 연구 결과는 기껏해야 어떤 개인의 특수 상황에서 비롯된 진실이며, 장소, 시간, 그리고 조건이 바뀌면 알 수가 없어 결국 적용 불가능한 진실에 불과한 것이 된다. 그러나 진실성이 결여된 통찰력의 초월성 또는 통찰력의 전달은 무의미한 것이다. 진실을 기술하는데 헌신적으로 노력하지 않고 진실을 발견하는데 성공적이지 못하다면, 다른 모든 주장은 단지 공허한 울림에 지나지 않게 된다(Lofland, 1995; Maxwell, 1992; Wolcott, 1994).

진실성을 확보할 수 없는 불가피한 한계점

독자는 문화기술자가 주장하는 진리를 무조건 타당하다고 인정해서는 안 된다. 그 이유는 이러한 주장이 완전히 참일 가능성은 없기 때문이다.[27] 연구자가 충분히 실재를 진실로 잘 반영해 주었다면, 이는 참이다. 그러나 비록 어떠한 것을 믿는 것이 옳다고 의미한다 해도(잠정적으로, 그가 과학에 대해 잘 알고 있다는 가정 하에) 여전히 연구가 완전하게 진실일 가능성은 없다. 문화기술적 연구는 서로 다른 형태의 주장들이 거미줄처럼 연결되어 얽혀 있는 총체적인 것이다(Bowlin & Stromberg, 1997).[28] 더욱이 연구 현장은 배울 것이 아주 많은 세팅이다. 이는 탁월한 학습 세팅인 동시에 굉장한 지식의 보고이다(Chagnon, 1968, 1장). 그러나 이 세계에 대한 진실을 얻기 위해 모든 헌신을 다한다 해도 우리들이 사실로 믿어야 할 모든 것을 발견할 수 있도록 보장해 주지는 않는다.

연구 현장 내 학습의 한계. 연구자는 적어도 현장 세팅 자체의 특성으로 인해 무언가 잘못 이해하게 된다(Hammersley, 1990, p. 81). 예를 들면 공장은 위험하지 않을 수 있지만(일부 현장 장소처럼, Lee, 1995) 공장에는 소음, 시각 방해 등 전형적인 문제점들이 존재한다. 어떤 세팅은 한 사람이 연구하기에 너무 커서 동시에 여러 곳을 가 볼 수가 없다. 더욱이 연구자가 쉽게 조사할 수 있도록 스스로

를 개방해 주려는 개인이나 집단은 드물다. 문헌에서 이런 관습과 관련된 참고 문헌의 수를 보아도 알 수 있듯이, 철저하게 거짓말하는 정보 제공자들도 흔히 볼 수 있다.[29] 거짓말하는 것을 부끄러워하는 행위자들조차도 집단적 혹은 개인적인 이유 때문에 기만하는 태도를 보일 때가 있다(Obligacion, 1994).

현장 연구자의 학습의 한계. 연구자 자신의 한계로 인해서도 잘못된 이해를 불러일으킨다(Fabian, 1995). 모든 문화기술자는 정보 처리의 한계를 갖게 되는데, 망각하기도 하고 한꺼번에 너무 많은 것에 참여하기도 한다. 정보 처리에서도 오류를 범한다. 연구자는 잘못 알아듣거나 자신이 본 것을 인식하지 못하기도 한다(Fine, 1993, p. 279). Elsworth(1994, p. 336)는 이러한 유형의 오류들을 폭넓게 미숙한 해석, 선택적 인식, 그리고 "총체적 허구(holistic fallacy)"로 분류하여 명명하였다. 총체적 허구란 존재하지 않는 것을 보았다고 하거나 지나치게 몰두한 관계를 의미한다. 문화기술자는 또한 현장에서 맡은 역할의 제한점으로 인해서도 오류를 범한다. 연구자가 현장에서 맡은 역할로 인한 부분적인 현장 접근과, 사회 영역 내 중요한 견해에 대한 접근 제한은 기껏해야 협소한 이해밖에 얻지 못하게 된다(Fabian, 1995). 면담자 역할과 같이 단순히 간접적인 관찰만 허용하는 역할은 또 다른 형태의 오류를 범할 수 있는데, 이것이 바로 맥락상으로 잘못된 이해이다. 언어와 문화에 익숙하지 않은 관찰자는 자신이 관찰한 것을 제대로 이해할 수 없다.[30]

연구 대응 전략

전략 1: 장기간의 현장 조사

다른 유형의 질적 연구 방식과는 달리, 근거이론(Strauss, 1987, p. 275)을 포함하는 문화기술적 연구는 연구 현장에 오래 머무르는 것이 필요하다. 이것이야말로 문화기술적 연구의 진실성을 높일 수 있는 단일 전략으로서 가장 설득력 있는 방법에 해당된다.[31] 그러나 현대 연구에서는 이러한 방법이 많은 지지를 얻지 못하고 있음을 발견한다. 사례 연구의 모든 변형 중에서, 성장하고 있는 분야는 "신속한 평가(rapid appraisal)," "초점 문화기술적 연구" 및 "미시문화기술적 연구" 영역이다(Doorman, 1991; Muecke, 1994; Wolcott, 1990a). 현장에 아주 적당하게 접촉해도 되는 유혹적인 요구들과 포커스 집단과 면담에 대한 신뢰로 인해, 이러한 접근법은 전통적인 문화기술적 연구에 비해 최대의 출판과 최소의 경비 지출이라는 점에서 생태학적 이점을 확연히 띄고 있다(Agar, 1996; Trotter, 1991). 그런데 특정적이고 잘 정의된 주제에 표적이 잘 맞추어져 있거나 한정된 문화기술적 연구일수록, 현장 조사에 소요되는 시간이 감소한다는 점은 인정되어야 한다(Van Maanen, 1988, p. 78).

그러나 현장 조사 기간이 짧을수록 문화기술적 연구는 덜 문화기술적인 연구로 느껴질 것이다. Agar(1996, pp. 39-41)가 제안했듯이, 결정적인 문제는 과연 이와 같이 신속하게 조사한 연구가 연구자가 옳다는 확신을 갖게 해 주는 것, 즉 훌륭한 문화기술적 연구에서 "광범위하게 중복되어 나타나는 패턴"을 발견하였는가? 이다. 현장에서의 장기 체류는 앞에서 언급한 진실성을 위협하는 6가지 요인을 줄여준다. 그러므로 문화기술자는 연구가 빠르게 진행되면 이를 매우 회의적으로 생각해 보아야만 한다(Muecke, 1994; Sanjek, 1990b).

현장에서 보다 긴 시간을 머물면서, 분산된 상태나 규모와 같이 현장에서 마주치는 문제점들을 극복하기 위해 그 만큼 많은 노력을 기울여야 한다(Chagnon, 1968). 현장에 머무는 시간이 많아지면서 정보 제공자의 거짓말이 밝혀지고 연구 장소의 역사, 문화, 그리고 관계성 등에 얽힌 맥락을 더욱 많이 이해할 수 있으며 (Foster, Scudder, Colson & Kemper, 1979), 좀 더 복잡한 정보도 처리할 수 있게 되고, 정보 처리 상의 오류를 스스로 고쳐나갈 수 있을 뿐만 아니라, 오래된 인식을 "깨고"(Agar, 1986b),[32] "사회경험을 사회과학적 지식"으로 전환시킬 수 있게 된다(Rudie, 1994, p. 30). Bloch(1991)의 이론에 의하면, 이는 "우리가 현장의 일상 업무에 적응하는 능력이 정보 제공자들 만큼 빠르게 늘어나는 것을 말하며," 문화 이해 측면에서 보았을 때에는 "적절히 학습하고 있음"을 의미한다. 요약하자면 탐구자가 문화기술적 연구, 즉 배움의 과정을 경험하려면 어느 정도의 시간을 필요로 한다.

재방문. 현장에서 오랜 시간을 지내다 보면 연구자는 참여자로서 역할의 한계를 더욱 느끼게 된다. 현장에서 연구자의 역할은 좀 더 많은 유형의 행위자와 좀 더 많은 공감을 지닌 관계를 맺으면서 연구자의 역할이 바뀌게 된다(Muecke, 1994). 그러나 역할 문제를 수정하기가 어려울 수 있고, 일단 현장을 떠난 다음 "새로운 토대" 위에서 다시 방문할 필요가 있을 수 있다(Foster 등, 1997, p. 331). 재방문하는 일이 흔하지는 않지만(Stocking, 1992, 7장), 연구의 지속성과 변화를 위해 흔히 이를 권유한다.[33] 재방문은 또한 연구자의 역할을 조정할 기회를 제공할 뿐만 아니라 좀 더 많은 시간을 현장에 머물 수 있게 해준다.

만약 이전에 얻었던 이해를 토대로 예견할 수 있는 결과가 현장에 나타나리라 기대했다면, 재방문은 이에 대해 엄격하게 재검토할 기회 혹은 일치하지 않는 것을 관찰할 기회를 제공한다.[34] 만약 이전의 이해를 이미 출판하였다면, 재방문은 대화 형식의 응답자 타당도를 확인할 기회를 마련해 준다. 이때 행위자들은 자신에 관한 저술에 대해 반응을 보이거나 현장에서의 고정관념적인 이미지에 대해 반응할 것이다.[35] 비록 이러한 대화가 당혹스러울 수 있지만, 출판 후 재방문에 대한 유일한 방법론적 단점은 재방문 가능성을 의식하고 문화기술적 연구의 원고를 작성할 경우, 연구자는 행위자들을 의식하지 않을 수 없어 결국은 행위자의 기준과 가치에 맞추어 기술하게 될 가능성이 있다는 것이다(Ellis, 1995).[36]

전략 2: 재검토 혹은 부당성 입증을 위한 관찰

장기간에 걸친 현장 조사는 끈기와 인내를 요하는 일반적인 문화기술적 연구를 수행하는데 도움이 되는 전략이다. 이는 배움이라는 인내의 과정을 가능케 한다. 이는 단지 탐구 *그 자체의* 전략이라기보다는 탐구를 *위한* 전략인 것이다. 다음에 언급할 재검토 또는 부당성을 입증하기 위한 관찰도 문화기술적 연구의 한 부분을 이룬다. 이는 현장 연구 기간을 길게 연장하였을 때 가능한데 그 이유는 관찰될 수 있는 것의 범위와 알아챌 수 있는 능력의 폭을 모두 증가시켜주기 때문이다(Ottenberg, 1994).

문화기술자는 일반화된 것과 일치하지 않는 것에 대한 관찰을 매우 귀중하게 여긴다. 그들은 예외(p. 49와 p. 72에 기술된 부계주의의 속성) 상황을 관찰함으로써 *The Kaguru : A Matrilineal People* 모계주의의 사람들. . . (1971, Beidelman의 제목)이라고 성급하게 일반화시킨 점을 지적하게 되었다. 아마도 일반화된 것으로서 Beidelman의 주제는 변론 가능한 것일 수 있지만, 일반화된 모든 주장은 예의 주시를 받게 되며 사실인지 여부에 대하여 세간의 의구심을 받게 된다(Frayser, 1996). 문화기술자는 자신의 관찰 전부를 설명할 수 있는 데까지 자신의 주장을 재형성하고 수정하려고 노력한다(Kidder, 1981). 이러한 노력의 결과 문화기술자는 자신의 실명으로부터 빗어진 "예측 또는 기대"를 재검토하거나 부정하기 위해 구체적인 예증을 적극적으로 찾아낸다(Campbell, 1975, p. 181).[37] 그러기 위해 문화기술자는 관찰과 내포된 뜻이 풍부한 모든 자료를 필요로 한다.[38] 또한 문화기술자는 자신의 설명으로부터 얻은 기대에 대한 명확성을 필요로 하는데, 이러한 명확성 없이는 일련의 관찰로부터 변형된 예증을 구분해 낼 수가 없기 때문이다(Fredericks & Miller, 1997).

문화기술적 연구에서는 좀 더 기본적인 것이지만, 출간된 보고서에는 드러나지 않는 몇 가지 전략이 있다. 지금까지의 규범에 의하면 훌륭한 문화기술적 연구는 독자가 저자의 이야기를 읽으면서 이를 마치 자신의 것처럼 느끼게 하여 독자를 놀라게 하는 잠재력을 보여준다(Leach, 1961, p. 21). 이는 마치 Gough(1971)가 Nuer 혈족관계에 대한 Evans-Pritchard를 설명할 때 그랬던 바와 같다. 분석할 때 문화기술자가 이와 같은 관찰들을 어떻게 연결지었느냐는 오직 독자의 상상력에 맡겨진다. 그러나 Agar(1991)가 관찰했듯이 문화기술적 자료 관리 소프트웨어는 연구에서 얻어낸 잠정적 설명과 일치하지 않거나 재검토가 필요한 자료 분절들을 찾아 줄 수 있다. 이 책의 제 5장에 있는 자료 고찰에 대한 논의에서 이러한 과정의 개요를 방법론 논의에 포함시켜야 한다고 제안할 예정이다.

전략 3: 좋은 참여적 역할 관계

내부인, 외부인, 그리고 이들 간의 상호작용. 지금까지 보아온 대로 문화기술자는 현장에서 자신이 담당한 역할의 가능성을 배운다. 일반적으로 현장을 배우기 위한 문화기술자의 접근은 잘 고안된 역할 참여 관계에 따라 달라진다. 모든 문화기술적 연구에서의 배움이란 외부인의 조망(한 때는 etic perspective라고 부름)과 내부인의 조망(emic perspective)의 공동 생산품이면서 아울러 두 조망의 상호작용이라고 할 수 있다.[39] 이와 같은 역할의 관계성을 묻는 세 가지 주요 질문은 다음과 같다: 내부인의 활동에 외부인이 관여하는 정도와 성격은 무엇인가? 내부인의 참여 정도와 성격은 무엇인가? 연구 과정 내에서 내부인과 외부인 사이에 역할은 어떻게 나눠는가?

Adler와 Adler(1987)의 유형학에서 보면, 외부인의 참여는 부분참여 연구자(Peripheral Member Researcher, PMR)로부터 적극참여 연구자(Active Member Researcher, AMR)를 거쳐 완전참여 연구자(Complete Member Researcher, CMR)로 구분된다. 부분참여 연구자와 달리 적극참여 연구자는 (적어도 단기간 내부인의 목표를 공유하는) 협동 작업의 공동 참여자이다(Adler & Adler, 1987, p. 50). 이와는 대조적으로 완전참여 연구자는 내부인 역할로 전환하거나 아예 원주민 역할을 담당한다. 개인적인 경로에서 외부인이 근본적으로 연구자로 남아있는 한, 그는 진정한 완전참여 연구자는 아니다(Rabinow, 1997, p. 79).

연구에서 내부인이 참여하는 전형적인 범위는 주변적으로 연루되는 것(예: 사기꾼이 문화기술자를 속인다든지)에서부터 주요 정보 제공자와 비평가의 역할을 하는 것까지 다양하다(Emerson & Pollner, 1988). 극단적인 경우 드물게는 내부인이 수동적인 관찰 대상이 되기도 하며[40] 심지어 연구 책임자나 동료가 되기도 한다(Learned & Stewart, 1994). 마지막으로, 어떤 경우에는 내부인이 어디에 있든지 간에, 연구자는 자가-문화기술자(auto-ethnographer)가 되어(Hayano, 1979) "기회주의적(opportunistic)"인 연구를 한다(Riemer, 1977). 내부인과 외부인의 일을 구분하여 관리하는 것은 방법의 문제라기보다 오히려 수사적 기교의 문제인데, 저자가 가진 관심사의 전후 배경에 맞추어 문화기술적 연구를 조직할 수 있다. 예를 들어 "함께 듣는 이야기" (Van Maanen, 1988, pp. 136-138)로 쉽게 협력적인 관계를 인지할 수 있다. 그러나 연구에서 일의 분배는 또한 방법의 문제일 수 있다. 협력적인 "내부/외부 연구팀(Louis & Bartunek, 1992)" 은 한편으로 연구에 대한 책임을 지닌 외부 전문가와 다른 한편으로는 내부인에 의한 설계와 실행의 완전성에 의해 빗겨나갈 가능성이 있다. 역할 관계는 대단히 복잡한데(예: Adler & Adler, 1987), 여기서는 두 가지 방식으로 간략화하고자 한다. 우선, 문화기술적 학습이 내부인의 역할과 내부인-외부인 관계에 의존함에도 불구하고 외부인 역할에 중점을 둘 것이다. 이는 예를 들어 내부인과의 협력을 통한 좁은 범위의 접촉이나 넓은 범위의 접촉과 같은 외부인 역할의 결손을 보충하는 것이 가능할 것이다. 둘째, 이 책의 제목이 방법인 만큼, 방법론적 목표에 미치는 내부인과 외부인의 역할만을 고찰하고자 한다.[41]

외부인의 역할은 객관성(문화기술자의 경로: 제 4장 참조), 진실성(재방문, 위에서 언급되었음), 그리고 통찰력(조사지 선정, 조사지 내부 샘플링, 및 복수 조사지 연구: 5장 참조) 증진 전략을 성공시킬 수 있는 능력에 영향을 준다. 외부인의 역할은 또한 진실성을 확보하는데 결정적인 영향을 미친다. 이러한 목적을 위해 정교하게 고안된 역할 관계는 중요하고 긍정적인 효과를 낼 수 있으며 탐구할 수 있는 좋은 기회를 제공할 수 있다. 이들은 다양한 형태의 자연적인 배후의 사회적인 정황 내에서 상호작용과 수행에 대한 노출을 제공할 수 있다. 이들은 또한 여러 종류의 행위자의 접근이 가능하도록 할 수 있다.

탐구할 기회 만들기. 외부인이면서 적어도 완전참여 연구자가 아닌 적극참여 연구자의 역할을 담당하면서 마치 내부인처럼 행동하는 식으로 현장에 참여할 때 탐구할 기회가 높아진다. 자연스럽게 역할을 담당하면서 참여하는 것이 현장에 대한 구조적 접근을 위한 필수조건이 된다(Adler & Adler, 1987, pp. 52-53). 수동적 관찰자에게 현장 접근이 허용되는 경우에서조차 허용된 역할은 대부분의 경우 "자연스럽지 않거나 일상적이지 않다" (Van Maanen, 1991. p. 31; Buchanan, Boddy & McCalman, 1988). 이런 이유로 인해 관찰자는 능동적으로 적극 참여하게 된다(Barley, 1990). 이런 경우 좀 더 자연스럽게 참여하고 간섭도 덜하게 된

다. Katz(1983)가 주장한대로, 현장의 구성원이 연구자인 외부인(혹은 다른 낯선 사람)에게 반응한다면, 반응성으로 인한 왜곡의 문제는 연구자가 다른 현장 구성원인 것처럼 행동하는 상황에서 나타나는 반응하는 경우보다 더욱 심각하다 (Kapferer의 [1972, pp. 21-22] 경험은 예외적이었다. 아마도 다른 것들이 있었을 것이다).

능동적 참여는 배움의 기회를 증가시켜 주지만 모든 적극참여 연구자나 완전 참여 연구자의 역할이 동일하게 이러한 기회를 제공해 주지는 않는다. 예를 들면 돌아다니기, 받아 적기, 관찰하기, 귀 기울여 듣기, 질문하기 등은 각 역할에 따라 할애되는 시간이 달라진다(Whyte, 1984. p. 29). 역할은 또한 내부인 역할을 배울 수 있는 다양한 기회를 제공한다. 문화기술적 역할에서 매우 흥미로운 특징은 Coy(1989)가 진술한 것처럼 "그것은 사회체계에 가능한 한 영향을 적게 주면서 그들을 사회화시키고 교육시키려는 다른 사람들의 표적이 될 것"이라는 점이다. 종종 내부인은 연구자가 좀 더 표준에 맞게 심지어 그들이 볼 때 좀 더 인간적인 방법으로 행동하도록 훈련시키고자 한다는 점을 볼 때, 모든 문화기술적 역할은 견습생과 같은 역할의 특징을 어느 정도 지니고 있다. Cooper(1989), Coy(1989), Dalton(1959) 및 Stewart(1989)의 경우를 보면 정식으로 고용되어 훈련받는 견습생의 역할은 문화적 적응이라는 기능을 명백하게 보여준다.

직접 수행하기: 수행 지켜보기. 견습생의 역할이란 지엽적으로 참여하는 합법적인 양식으로서(Lave & Wenger, 1991), 초보자는 실무 현장에서 숙련된 윗사람 및 장인들과 상호작용하면서 배우게 된다(Coy, 1989; Stoller, 1994). 몇몇 인류학자들의 말에 의하면, 이때 초보자가 배우는 암묵적 지식은 명백하게 전달가능한 지식이라기보다는 오히려 내부인 문화에 있는 보다 핵심적인 지식인 것이다.[42] Barth(1989), Bloch(1991), Jenkins(1994), Keesing(1987), Stoller(1994) 및 Wikan(1991)은 최근의 글에서 기어츠(1976)와 같은 해석적 인류학자와 구조주의자들과는 반대되는 견해를 제시하였다.

그들의 글에 의하면 문화란 인지적으로 "읽혀"질 수 있는 대상들의 분리된 시스템이 아니다. 그보다는 오히려 Barth(1989)가 제안한 바와 같이, 문화란 여러 행위자에게 널리 퍼진 것으로서 각 행위자는 "자신들만의 고유한 경험과 지식들의 집합(p. 134)" 에 근거한 상징의 의미를 제공한다.

이러한 인류학 이론은 문화기술적 역할에 많은 것들을 시사해준다. 즉 행위자들의 문화를 이해하기 위해서는 면담하는 것만으로는 충분하지 않다는 것이다. Fabian(1991)의 표현대로 문화란 "정보 전달적" 이라기보다 "수행적" 이다(p. 397). 그러므로 문화기술자는 다양한 수행을 옆에서 지켜볼뿐만 아니라, 보다 기본적으로는 연구하고자하는 문화를 직접 체험할 필요가 있다(Wikan, 1991). 게다가 문화라는 것이 동질적이지 않고 오히려 다양한 사회적 정황으로 골고루 분산되어 있기 때문에 문화기술자는 다양한 경험을 쌓을 필요가 있다.

필요한 기술. 문화기술자가 경험해야 할 또 다른 것은 참여하기 이전에 필요한 모든 기술을 배워야 한다는 것이다. 이 중에서 가장 분명한 것은 지역 언어를 알고 있어야 한다는 것이다(Whyte, 1984, p. 47). 전문적 역할에 참여하려면, 전문인, 예를 들면 소프트웨어 디자이너와 같은 장인들 간에 통용되는 특정한 코드와 전문가 용어를 알고 있어야 한다(Learned, 1995). 일반적으로 문화기술자는 특정 직업, 장인, 전문가의 수행과 관련된 기술을 필요로 하는데 이런 기술이 있어야 연구자는 자신이 원하는 참여자가 될 수 있을 것이다.

상호작용하고 수행할 수 있는 기회 마련하기. 문화기술자의 역할은 다양한 재사회화 가능성을 마련해 줄 뿐만 아니라, 다양한 상호작용과 수행을 목격할 기회를 제공한다. 조직화된 사회생활, 가족 구성, 회사, 공동체, 전문직 등은 외부인에게 교묘하게 보이기 마련이다. 그러므로 적어도 적극참여 연구자는 연구하고자하는 대상자들의 삶을 매일 옆에서 지켜 보고, 드러나지 않는 이면과 개별적인 상호작용 등에 참여할 필요가 있다.[43] 결과적으로 연구자의 참여로 인해 관찰된 생활에 변화가 왔다면, 연구자는 자신의 역할을 반드시 보고해야 한다(Cooper, 1989, p. 146). 그러나 사회적인 접근에 영향을 준 명백한 연구-관련 역할이나 연구에 영향을 줄 수 있는 지극히 개인적인 명확한 역할, 예를 들어 친구 관계와 같은 사항 등에 관한 보고는 덜 중요하다(Obligacion, 1994). 예를 들면, Gartrell

(1979)은 자신의 연구 현장에서 이전에 탐구했던 한 문화기술자의 연구 결과가 거주지 선택에 대한 내부인의 반응에 의해 왜곡되었다는 점을 알게 되었다: 연구자는 비록 눈치채지 못했지만, 그 연구자와 함께 살았던 사람은 악명 높은 노파이었다.

행위자에게 접근할 기회를 만들기. 문화기술자의 역할이 달라지게 되면, 다양한 행위자와 내부인의 역할을 다양하게 목격할 수 있는 기회를 갖게 될 것이다.[44] 모든 연구 지역에서 마녀에 대한 믿음을 갖는 것은 아니지만, 실제적으로 모든 지역은 다양한 내부인끼리의 연합이나 그들만의 사정을 가지고 있으므로 어느 누구도 그들의 모든 것에 들어가 참여할 수 없다(Altheide & Johnson, 1994). 그러므로 문화기술자는 적어도 그들을 배척하는 역할을 하지 않도록 노력해야 한다. 문화기술자는 다양한 방법과 지식을 가진 행위자들과 상호협력하기 위해 노력해야 한다. 여기에는 지각 있는 노력이 뒷받침되어야 한다. 왜냐하면 운이나 내부인의 의지에 의해 연구원에게 "역할이 배정" 되면, 이는 Coy(1989)가 관찰한 것처럼, "대단히 편중되어 현장 연구자는 종종 지역 이주민, 낙오자, 사회적으로 연고가 없는 사람, 일탈 행위자, 또는 청소년들과 친해지곤 한다(p. 116)."

전략 4: 대화와 상호 작용적인 맥락에 주목하기

행위에 담긴 말을 기록하기. 문화기술자는 어떤 내부인이 가장 좋은 정보 제공자인지도 결정해야 하는데, 이들은 내부인과 외부인의 세계를 연계하는 능력을 지닌 "경계인(marginal)" 에 해당된다(Rabinow, 1977, p. 39; Hammersley, 1990, p. 83). 물론 이렇게 연계하는 능력은 사업가적인 자질에 해당한다(Stewart & Krackhardt, 1997). 지역 "토박이(natives)" 중의 "토박이" 나 어떤 문화의 전문가 중의 전문가가 그 문화를 대표하는 사람은 아니다. 그들의 생각은 "본질적이고 전형적인 것이 아니라 *문화적 전통에서 나오는 추측*들이다(Keesing, 1987, p. 164; Aunger(1995)에서 Dow의 주석 참조)." Bloch(1991)가 주장하듯이, "주요 정보 제공자가 진술한 모든 명백한 지식이 일상적인 보통 상황에서 일어나는 것과

거리가 멀 가능성이 있는 것으로 보아야 한다(p. 194)." 최고의 정보 제공자라 할지라도 주민들의 행동을 무어라고 표현해야 할지 모르는 경우가 있기 때문이다(Rudie, 1994). 즉 자신들이 이렇게 행한다고 말하는 것과 그들의 실제 행동은 매우 다르다(C. Wright Mills, Bernard, 1994, p. 173).

Wolcott(1992)의 의하면, 문화기술자가 이 일은 *이러이러해야만 한다*는 내부인의 설명에만 만족하지 않는다면 "직접 관찰해 보는 것"이 보다 중요하다(pp. 20-21). 문화기술자들 사이에서는 좋은 연구 방법이란 면담만을 관찰하고 녹음하는 것이 아니고, 그 보다 더욱 중요한 것은 "행위에 담긴 말"(Sanjek, 1990b, p. 211)을 관찰하고 녹음하는 것이라는데 대부분 동의한다.[45] 주요 정보 제공자를 면담하는 것은 아주 편리하고 유용하다(Kleinman, Stenross & McMahon, 1994). 그럼에도 불구하고, Smith(1990)는 "주민들의 이야기에 주의 깊게 귀 기울여 듣고 행위를 면밀하게 관찰하며 그들의 말을 중단시키지 말고 자연스레 말하도록 해야만 한다"고 문화기술자들에게 경고하였다(p. 369). 주민들이 무엇을 *하는지* 관찰하라는 Smith의 지시는 이미 문헌에서 관심을 표명한 유용한 조건으로서 여기에서는 말하는 행위의 관찰도 포함시키고자 한다.

정보 제공자가 하는 말의 맥락. 문화기술지는 연구자와 행위자 간의 이해가 결합되어 형성된 것이다(Dreher, 1994; Whyte, 1984, pp. 74, 223). 관계를 필요로 하는 이러한 결합은 문화기술적 연구 과정에서 너무 중요하기 때문에, 이것의 주된 성격을 짚고 넘어갈 필요가 있다(Emerson, 1987). 첫 번째로 다룰 성격은 누군가를 필요로 하는 능력이고(예: 참여적인 역할), 두 번째로는 누군가 관여하는 행위자의 조직망(예: 문화기술자의 경로)이다. Becker와 Geer(1960)는 행위자에게 있어 결정적으로 가장 중요한 사항에 주의를 기울이면서 이러한 상호작용이 발생하는 사회적 맥락을 구분해야 한다고 말하였다. 이 행위자들이란 장기간 연구에 참여하여 장광설을 늘어놓는 자로서 전문 용어로는 정보 제공자라고 불린다.

사회적 맥락이 편견으로 작용할 수 있다. 즉 사람들이 말하는 것을 가능케 하거나 억압할 수 있다. 예를 들면 피고용자들은 동료, 상급 감독관, 그리고 문화기술자 앞에서 각기 다르게 이야기한다. 이와 같이 맥락적 특성에 따라 말이 달라지는 것을 토대로 Becker와 Geer(1960)는 두 가지 방법론적 추론을 도출하였다. 첫째, 복합적인 맥락적 편견들은 연구 대상자적 요소로서 자연스럽게 표본 추출되어야 한다는 것이다. 심지어 연구자가 유도한 편견도 다른 식으로는 표현할 수 없는 기존의 생각과 감정들을 끌어내기 위하여 사용될 수 있다.

두 번째로 Becker와 Geer가 도출한 추론은 맥락적 편견은 구체화되어야 한다는 것이다. 행위자의 말을 연구자가 개인적으로 끄집어냈는가? 아니면 자의에 의한 것이었는가? 후자인 경우, 자발적으로 다른 내부인에게 말을 걸었는가, 아니면 행위에 담긴 말이었는가? 다른 행위자들이 언급하지 못하도록 하였는가, 또는 표적 집단에서 그들이 할 수 있는 것과 같이 말하지 않은 채로 남아있을 생각을 도출해 내었는가(Morgan, 1988)? 이러한 모든 종류의 질문에 대한 답들을 기록하는 것은 대화 방법의 경계를 넘어서는 것이다. 문화기술자는 정보 제공자의 중얼거리는 말을 모든 활동과 상호작용의 맥락 속에서 민감하게 묘사해야 한다(Birdwhistell, 1970).

통계 중심적 면담 방법. 연구 방법 논의에서 면담 정황을 구체적이고도 상세하게 언급해야 한다는 점에 *예외가 있다.* 문화기술자가 통계 중심적 방법을 사용하거나 더 나아가 지역적 사회 단위에 대한 인구조사를 하는 경우이다. 문화기술자는 여타의 통계 분석과 신뢰도 검증에 관심을 가지고 현존하는 자료를 코딩하고 심리 척도를 만들고 평가자 간의 일치 척도를 사용하거나 구조화된 면담을 시행한다. 이런 경우 전통적으로 문서를 작성하는 것이 적절하다(Johnson, 1987). 아무튼 Aunger(1994, 1995)의 주장과는 반대로, 이와 같은 예외 사례는 *비문화기술적* 방법을 사용하는 문화기술적 연구에만 적용된다.[46] 게다가 이와 같은 문서의 목적은 진실성을 추구하는 것이 아니라 객관성을 추구하는 것이다.

전략 5: 다양한 자료 수집 양식의 사용

Aunger는 문화기술적 연구 프로젝트에 있어서 비문화기술적 면담의 가치를 잘 제시하였다. 비록 행위에 깃든 언어를 관찰하는 것이 이러한 면담보다 좀 더 문화기술적이지만, 조사 목적에 따라서는 면담이 더욱 유익한 경우도 있다(Kleinman 등, 1994). 예를 들면, 친족관계를 어떻게 정치적으로 조작하는지 밝히기 위한 증인이 필요할 경우(Gulliver, 1971; Turner, 1957; Van Velsen, 1964 등의 사례), 혹은 가계도를 서술하기 위해서는 직접 간청하고 권유하는 것이 필요하다. 게다가 장시간 면담(McCracken, 1988)과 포커스 그룹(Morgan, 1988)은 내부인들이 일상적이고 자연발생적인 대화에서 억압되거나 무시되는 주제에 관한 아이디어를 생각하고 표현할 기회를 제공한다.[47]

면담 자료와 참여 관찰 자료는 문화기술적 연구에 적합한 두 가지 양식이다. 기타 다른 양식에는 내부인에 의해 만들어진 문서로부터 얻어진 자료, 외부인이 만든 자료, 수공예품, 조사 연구와 비참여 관찰로 만들어진 연구로부터 나온 자료를 포함한다. 다른 연구에서도 그러하듯이, 모든 형태의 질적 연구에서는 다양한 자료 수집 방법 또는 삼각검증법(triangulation)이 진실성을 구축하는 중요한 전략이다.[48]

어떤 유형의 자료와 어떤 특정한 정보 제공자도 오류에서 제외될 수 없으므로 삼각검증법은 매우 중요하다(Shulman, 1994). LeVine(1981)이 말하기를 "다른 과학자들(다른 동물들)과 마찬가지로, 문화기술자는 오류가 있는 도구를 가지고 지식을 구축하기 위해 노력한다. 문화기술적 연구의 독특한 자료 출처는 독특한 편견과 함께 구성되므로, 연구자는 이러한 편견들을 최소화하기 위한 자료 수집 전략을 설계하여야 하는데, 이는 주로 다른 편견들을 지닌 부가적인 출처들을 찾는 것이다(p.180)." LeVine(1981)이 암시한 바와 같이, 여러 가지 정보 자료를 사용하는 것은 부당성을 증명하기 위한 단순한 기계적 기술이 아니고 "잠정적으로 나온 일반화를 논박하기 위한 연구자의 적극적인 시도"이다(Elsworth, 1994, p. 335). 이와 같은 과정을 따라 조사한 연구자만이 보고서에서 "대규모 결정으로 만들어진 유형(massive over-determination of pattern)(Agar, 1996, pp. 37, 40-41)을 제시할 수 있는데, 이러한 유형은 논문의 방법 부분에서 증명해 주는 것보다 더욱 풍부하게 연구자가 진실성을 얻으려고 노력한 수고의 질(質)을 증명해 준다.

전략 요약. 진실성을 획득하기 위한 노력에서 얻는 성취는 다른 연구 목표의

전제조건이다. 진실성을 높이는 주요 전략의 성취는 훌륭한 문화기술지의 전제조건이 된다. 현장에서 충분한 시간 보내기, 관찰된 것을 새로운 방향으로 돌리거나 확인된 관찰을 다시 뒤집으려는 노력, 내부인의 삶에 대하여 다양하게 접근하는 참여 관찰자의 역할, 그리고 대화와 행위가 관찰된 상황적 맥락에 주의 집중하기 등이 없이는 훌륭한 문화기술지는 불가능하다. 다양한 자료에 대한 출처가 없어도 문화기술지를 얻을 수는 있다. 그러나 그 연구는 분명히 제한적이 된다.

4. 객관성 확보

객관성을 목표로 한 경우

신뢰도. 통계 중심적 연구자는 객관성과 일관성 모두를 묶어서 연구의 신뢰성을 높이는데 활용한다. 이들에게 있어서 이는 타당한 일이다. 왜냐하면 객관성(연구 결과가 연구자의 특수한 상황으로 부터 상대적으로 독립되어 있다는 의미에서)과 일관성(연구 결과가 관찰 시간으로 부터 독립되어 있다는 의미) 두 가지 모두 연구의 상황과 독립된 결과를 나타내기 때문이다. 그러나 문화기술자에게는 이러한 기준이 통하지 않는다. 문화기술적 연구는 본래 복잡하며 보다 지속적인 사회적 관계를 요구하기 때문이다. 문화기술자에게 있어서 신뢰성 획득은 적절한 목표가 될 수 없음을 알 수 있다. 이런 견해는 이미 널리 알려진 사실이다. 대부분의 문화기술자에게 "신뢰성 문제는 별로 관심거리가 되지 못했다. 그리고 이는 모두에게 당연한 것으로 알려졌다"(Kirk & Miller, 1986, p. 42). Sanjek(1990a)에게 있어 문화기술적 연구의 "'신뢰성'에 대한 관심은 그럴듯하게 보이려고 꾸미는 것에 가깝다"(p. 394). Wolcott(1994, p. 159)는 신뢰성 확보 노력은 참여 관찰의 가치를 저하시키게 될 것이라고 염려하고 있다.

그러나 문화기술자들 중에서 신뢰성 확보를 위한 노력을 포기하지 않으려는 연구자가 있으며(Aunger, 1994, 1995; Kidder, 1981와 같은 연구자), 이들은 이런 결론에 만족하지 않는다. 그런데 문화기술자가 이와 같은 노력을 계속해야 한다면, 연구의 복잡한 상황으로 부터 Sanjeck과 Wolcott의 것과는 다른 견해를 이끌어 낼 필요가 있다. 이러한 대안은 신뢰성을 다차원적 개념으로 인식하는 것이다. 우선 객관성은 일관성으로부터 분리시켜야만 한다. 이미 제 2장에서 논의하였듯이, 두 가지 기준을 묶어서 보는 경우 문화기술자들의 가치가 잘못 설명될 수 있다.

다음으로 객관성의 차원들 혹은 하부 개념들은 반드시 구분되어야 한다. 객관성을 차원으로 나누어 보면, 확실히 이런 차원들은 문화기술지 안에서의 잠재적

깨달음과 도움이 되는 연구 방법 전략 면에서 모두 각기 다름을 알 수 있다. 객관성으로서 신뢰성은 다음의 세 가지 차원 혹은 하부 구조를 의미하는 개념이다. 첫째 편견(연구자 혹은 상호작용적 특수성이 연구 결과에 미치는 영향), 둘째, 반복성(다른 연구자에게서도 동일한 결과가 재생산 되는 것), 그리고 마지막으로 상세한 설명(편견을 판단할 수 있고 반복성이 실현될 수 있도록 하기 위한 연구 환경에 대한 정의)이다. 문화기술적 연구 안에서 편견을 줄일 수 있는 강력한 전략이 있다. 비록 완전한 것은 아니지만, 연구 환경을 상세화하는 것을 돕는 전략도 있다. 그러나 반복성을 가능하게 하는 전략은 인간의 힘으로는 가능하지 않다.

편견. 문화기술적 연구는 연구자와 정보 제공자의 개인적 특성과 오리엔테이션에 의하여 크고 작은 영향을 받는다(Lofland & Lofland, 1995, pp. 74-75). 문화기술적 연구는 연구자와 내부자 사이의 상호관계와 인간관계의 역동성에 의해서도 영향을 받는다(Gartrell, 1979). 따라서 문화기술적 연구 심사자들은 다음과 같은 실문을 할 수 있다. 연구 결과는 연구자, 내부자, 혹은 이들의 상호작용으로 인하여 연구 결과가 얼마나 그리고 어떤 방식으로 영향을 받았는가? 연구 방법의 사용은 어떻게 연구자의 편견과 연구자에 대한 내부자의 반발을 최소화하거나 제거하는데 어느 정도의 영향을 미쳤는가? 이러한 질문에 대해 얼마나 답할 수 있는가 ?

구체성. 위의 마지막 질문은 편견과 연관이 있을 뿐 아니라 상세한 기술과 관련되는 것이기도 하다. 심사자들은 이와 같은 차원의 객관성에 관해 두 가지 질문을 할 수 있을 것이다. 첫 번째 질문은 다음과 같다. 연구의 기초(자료를 포함하여)가 충분하여 제시된 연구 결과와 해석에 대하여 독자 자신이 판단할 수 있을 만큼 상세하게 제시되었는가? 두 번째 질문은 사실 해서는 안 되는 것이라고 볼 수 있다. 질문은 다음과 같다. 연구가 반복될 수 있을 정도로 연구 절차를 상세하게 기술하였는가? 이 질문의 문제점은 문화기술적 연구가 마치 실험실의 연구와 같이 반복될 수 있다는 기대를 갖는데 있다. Thornton(1988)은 문화기술적 사고에는 현장 작업과 같이 "반복될 수 없는" (p. 292) 기술을 포함하는 것이라고 첨언

한다. 이 책에서 권장하는 연구 방법 전략 중에서 반복성을 돕기 위한 것은 전혀 없다. 다음의 질문은 제 5장에서 소개될 질문으로서 다소 덜 기이한 질문이면서 도움이 되는 것이다. 추후 연구에서는 잠정적으로 결과를 확인하지 않아도 될 만큼 연구 맥락과 결과를 충분히 상술하였는가?[49] 과학적 연구 결과에 선행되는 조건은 반복성이 아니라 간주관적인 검증가능성(intersubjective testability)이다 (Hunt, 1991, p. 51; Hunt, 1994 ; Kirk & Miller, 1986).

객관성을 확보할 수 없는 불가피한 한계점

연구 결과의 맥락 민감성. 기어츠(Geertz, 1988)는 다음과 같이 주장한다. "문화기술적 연구의 기술은 그것의 바탕이 되는 상황에 영향을 받으므로 문화기술자는 특정 상황, 특정 장소, 특정 정보 제공자와 특정한 경험을 가지고," 자신의 문화기술적 연구를 "상상된 것이지만 상상은 아닌, 그리고 가공의 이야기이지만 거짓이 아닌 이야기를 만들어 낸다(pp. 5, 140)." 다음 장에서 기어츠의 개인적인 주장에 대해 질문을 제기할 예정이다. 그러나 이 주제에 대한 기어츠의 설명은 현재의 논점인 객관성 성취 면에서의 한계를 적절히 소개해 주고 있다. 기어츠가 주장하였듯이, 문화기술적 이해는 "특정 상황과 밀접한 관련을 맺고 있으며," 나는 여기에 세 가지의 특정 상황이 있다고 생각한다. 첫째, 문화기술적 연구는 기어츠의 관점과 밀접한 관련이 있다. 즉, 문화기술적 이해는 연구 과정의 시간, 장소, 그리고 사람들을 구체적으로 기술하는 것과 깊은 관련이 있다. 이와 같은 관점은 Sanjek(1990a)의 "문화기술자의 경로(ethnogrpher' s path)"라는 개념에 의해 지지된다. 이 점은 다음에 논의될 객관성 증진 전략의 첫 번째 내용이다. 두 번째, 문화기술적 이해는 "원주민의 관점"을 이해하는 데 도움이 될 수 있는 무수한 역사적, 국지적 사건들과 관련을 맺고 있다(Geertz, 1976). 예를 들어, 의례적인 사물, 신분의 상징, 언어 행위 등은 상황에 따라 의미가 자주 달라질 수 있고, 따라서 이들 맥락을 제외시키면 이해하기 어렵게 된다.[50] 셋째, 문화기술적 이해는 문화와 사회 체계를 고려한 총체적인 설명을 바탕으로 이루어지는 것이다. 예를 들어,

특수 형태의 친척관계는 종교적, 정치적, 경제적, 그리고 생태학적인 측면을 어느 정도 종합한 상황적 맥락을 참고하여 설명될 수 있을 것이다.[51]

문화기술적 탐구는 그것의 바탕이 되는 특정한 상황들과 깊은 관계를 맺고 있다. 더욱이 문화기술적 탐구는 연구 세팅 안에 *스스로를 위치시킨다*. 참여 관찰이므로, 현장 세팅 그 자체에 관한 연구 과정이 영향을 받게 되는 반응의 위험이 따라온다. 어느 정도의 반응은 피할 수가 없다. 예를 들어, 문화기술적 면담, 사실 모든 면담은 면담자, 상호작용, 그리고 상황 등이 달라지면 크게 달라질 수 있다(Aunger, 1994; Obligacion, 1994). Hammesley(1990)가 제시하였듯이, 반응에 대한 비평적 질문은 "연구 과정 혹은 연구자의 특성이(연구에서 작성된 주장과 관련하여) 관찰된 행동에 영향을 미쳤는지 여부에 관한 것이고 그 정도에 관한 것이다" (p. 81). Gittelsohn, Shankar, West, Ram, 그리고 Gnywali(1977)는 현장 세팅 안에서의 관찰에 미치는 영향을 측정하였고, 이미 이전에 다른 사람들이 발견한 것과 같이, "반발의 정도가 낮을 수 있음"을 발견하였으며(p. 188), 관찰 기간이 경과하면서 아주 급격하게 감소하는 것도 발견하였다.

Agar(1986b, p. 36)는 대체로 현실에서 문화기술자의 역할이 적기 때문에, 외부자가 내부자에게 미치는 영향을 "과대 평가" 하기 쉽다고 주장하고 있는데, 이는 정당한 것으로 간주된다. 연구자는 합법적인 *변두리* 참여자이다(Lave & Wenger, 1991). 그러나 내부자가 연구자에게 미치는 영향은 보다 중요할 수 있다. 이와 같은 역(逆)반응성은 문화기술자의 상호관계에 대한 의무감과 공약 때문에 발생되며, 연구 과정이 제약을 받거나 혹은 보이지 않는 압력을 받게 될(Firth, 1977, p. 10) 위험에 처할 수도 있다.[52]

맥락 상세화에 대한 어려움. 연구 맥락이 연구 결과에 영향을 미치는 경우, 흔히 권장되는 방법으로 그 맥락을 상세하게 기술하는 것이다.[53] 그런데 실제로 이는 말하는 것처럼 쉬운 일이 아니다. 예를 들어, Aunger(1995)는 문화기술자에게 "자료 수집 사건의 맥락을 상세히 기술해야 한다"고 요구할 것이다(p. 99). de Ruijter와 Duveen 모두가 Aunger의 요구 사항을 전적으로 반대하였듯이, 이렇게 기술하는 작업은 불가능할 수 있다. 문화기술지의 전체 맥락은 불현듯이 드러나

는 현상이면서 매우 암묵적이다. 이는 또한 매우 복잡하기도 하다. 예를 들어, Heider(1988)는 연구에 영향을 줄 수 있는 문화기술자의 차이점으로 12가지 이상의 유형 목록을 열거하였다.[54] Jaarsma와 de Wolf(1991)는 이 목록에 덧붙여 문화기술자가 후원자, 정치가 및 현장 연구 허가권자(감시자)와의 외적 관계를 추가하였다. Cohen(1992)은 이런 차이점들은 "현장 연구 이후" 단계에서도 연구에 계속적인 영향을 준다고 하였다. 그러므로 연구 방법적 중요성을 보여주는 모든 맥락에 대한 정보의 전반적인 원형 틀을 마련하려는 초반의 노력에도 불구하고(예, Altheide & Johnson, 1994, p. 494), 결국 문화기술자는 Fabian(1995, p. 47)의 다음과 같은 진술에 찬성하게 될 것이다. 즉 문화기술적 맥락 요소들은 보편적인 것이거나 "주어진" 것이 아니다. 오히려 각각의 맥락은 여러 행위자들에 의해 능동적으로 만들어진다. 따라서 전체 연구 맥락을 위한 원형 틀을 결정하는 것은 거의 불가능하다.

알려지지 않은 맥락-연구의 인과 관계. 위의 주장이 잘못되었다고 가정해 보자. 아니면 그러기를 희망해 보자. 연구에 영향을 미치기 때문에 반드시 구체화시켜야하는 모든 맥락적 요인들에 관하여 하나의 합의가 이루어졌다고 상상해 보자. 그렇다면 좀 더 나아가 이런 정보를 실제 기록할 수 있다고 상상해 보자. 더 나아가 이런 정보를 적절하게 해석할 수 있다고 상상할 수 있을까? 그럴 수 없는 두 가지 이유가 있다.

이처럼 회의적인 이유 중의 하나는 유사 상황과 관련이 있다. 즉 다른 문화기술자의 현장 노트를 해석하는데 있어서의 어려움이다. 다른 사람의 현장 노트를 이해하는 것은 독자의 광범위한 맥락적 지식을 요구하는 성가시고 시간 소모적인 일이다(Lukehaus, 1990; Smith, 1990). 맥락적 정보가 하나도 공개되지 않은 경우, 실질적으로 이해하기가 쉽지 않을 것이다. 위의 질문에 회의적인 두 번째 이유는, 맥락적 효과를 설명할 수 있는 포괄적이고 타당화된 이론을 얻기 힘들기 때문이다. 모든 가능한 유형의 상호작용 효과를 설명할 수 있는 이론이란 확실히 존재하지 않는다. 더욱이 단일 연구자의 성향이 연구에 미치는 효과에 관하여 설명해 줄 수 있는 이론 역시 없다. Heider(1988)는 그와 같은 주요 성향에는 성별, 연령, 가족 상태, 크기, 성적 선호, 그리고 종족과 같은 것들이 있다고 설명한다. 연구를 위해 이런 변수들은 어느 정도 수정 가능할 수는 있겠지만, 그럼에도 불구하고 포괄적인 연구 결과에 미치는 이들의 효과를 알려 달라고 요구할 수는 없다.

연구 대응 전략

전략 1: 문화기술자의 경로 추적

문화기술자는 연구의 객관성을 높이기 위하여 자신이 현장에서 배운 내용의 과정에 대해 설명해야만 한다(말리노프스키, 1992/96, pp. 2-3). 문화기술자는 참여 관찰자로서의 학습 경험을 병합하여 설명문 형태로 기술하는 "성찰적" 기술양식을 채택함으로써 이를 실천할 수 있다. Wolcott(1990b)에 의하면, "중요한 것은 솔직하라는 것이지 이를 전면에 배치하라는 것은 아니다"(p. 27). 이런 논리에 의하면, "자서전은 주인공의 실재 역사를 기술하게 하고 상당히 비판적으로 생각할 수 있게 해준다는 점에서 문화기술적 객관성을 확보할 수 있다."(Fabian, 1991, p.382). 예를 들어, "내러티브 문화기술지"(Tedlock, 1991)와 "고백식 이야기는 현장 연구가 어느 정도의 타당성과 신뢰성 평가를 성취했음을 보여주려는 견지에서 독자가 다시 되돌아가 연구할 수 있는지를 보여주려는 의도로 기술된 것"이다(Van Maanen, 1988, p. 92). 이런 성찰적인 글은 연구자와 내부자 사이에서 이루어지는 복잡한 상호작용을 충분히 반영하기 위해 필요할 수 있다. 이런 상호작용을 연구 방법에 관한 논의에서 기록하는 것은 좀 더 간단하다. 이런 대안적 기술방식에서, 저자들은 Sanjek(1990a, pp. 398-400)이 말하는 "문화기술자의 경로"를 구체적으로 보여주고 있다. 여기에서 문화기술자의 경로는 정보 제공자들과 접촉하기 위한 연결망을 의미한다. Sanjek은 이런 연결망을 알게 되면 연구의 타당성을 사정하는데 도움을 받을 수 있다고 설명한다. 그 이유는 앞 장에서 연구자의 참여 역할에 대하여 인용한 것과 유사하다. 비록 참여적 역할이 진실성과 좀 더 관련이 있고 문화기술자의 경로는 객관성과 좀 더 관련이 있다고 하더라도, 두 가지 전략은 각각 이들의 목표 달성에 도움을 준다. 참여자적 역할을 선택함으로써 결정되는 우선적인 질문은 "*연구자는 어떤 역량으로 상호작용과 수행들을 경험하고 관찰하게 되었는가?*" 이다. 연구자가 *누구*와 상호작용을 하는지에 대해서는 간접적으로만 대답할 수 있을 뿐이다.[55] 역할들은 상호작용 세트를 마련해 줄 *가능성*을 제공한다. 즉, 문화기술자의 경로는 이런 가능성이 인식되었을 때의 실제적인 상호작용 세트 혹은 파트너에 대해 순번을 정한 댄스 카드(dance card)에 쓰인 이름들과 같이, 다른 모든 그룹 내의 '어떤 사람' 을 의미한다. 진실성은 이런 다양한 상호작용을 통하여 직접적으로 확보할 수 있게 된다. 객관성은 보다 덜 직접적이기는 하지만, 현장 연구의 구성 요소를 기록하여, 즉 "댄스 카드" 자체를 기록함으로써 입증할 수 있다. 이런 현장 연구의 구성 요소들은 정보 제공자와 관찰자의 편견을 설명해주고 더 나아가 결과적으로는 편견을 억제하는 역할을 한다.

무엇을 기록해야 하는가? 댄스 카드는 하나의 은유지만, *네트워크*와 *경로* 또한 매우 유사한 용어이다. 이런 은유적 표현은 무엇을 기록해야 하고 기록하지 말아야 하는지에 대하여 상세하게 답해주지 못한다. 이런 전략에 대한 Sanjek(1990a)의 일반적인 기술은 무엇을 기록에 포함시켜야 할지에 대한 약간의 한계를 함축하고 있다. 네트워크의 "크기와 범위" (p. 400) 이외에도 Sanjek은 저자들에게 관찰된 모든 정보 제공자들과 행위자들에 대한 정보를 밝히라고 한다. 즉, 성별, 직업, 그리고 연령과 같은 인구학적 자료 이 외에도 정보 제공자들 사이의 실제적인 접촉 연결망도 밝히라고 요구한다. Muecke(1994, p.196) 및 Werner와 Schoepfle (1987, vol. 2, pp. 280, 331)의 제안서에서도 이와 유사하게 온갖 자료가 제시된 것을 볼 수 있다. Johnson(1990)은 핵심적인 정보 제공자의 속성과 연결망의 특성을 결정짓는 기법에 대해 기술하고 있다. 다양한 시점에서 다양한 방식의 사회적 연결망 분석이 가능하다면 가장 이상적일 것이다. 이 때에는 아주 논리적으로 모든 핵심 정보 제공자들과의 중요한 모든 접촉도 포함시킨다.[56]

문화기술자의 경로를 기록하는 또 다른 접근법으로서, Ethnograph와 같은 질적 자료 소프트웨어를 사용하면 좀 더 쉽게 다량의 요약적 정보를 마련할 수 있다 (Seidel, Kjolseth & Seymour, 1988; Tesch, 1990). 이때는 행위자 별로 각 행위자가 화자로 등장한 자료의 분절이 몇 개인지 혹은 어떤 다른 이유에 따라 표시(인덱스되거나 코딩)된 자료 분절이 몇 개인지를 보고할 수 있다. 이에 충실을 기하게 되면, 각 행위자가 등장한 총 시간도 계산해 낼 수 있다. 또한 행위자들을 범주별로 관찰하여 요약하기 위해 성별, 혹은 다른 어떤 의미 있는 특징에 따라 범주화할 수 있다. 확실히 이러한 접근은 전체 네크워크 경로를 매 순간, 매 행위자 별로 짤막하면서도 상세하게 보여줄 수 있다. 이와 같이 모든 것을 설명하는 것은 분명 실용적이지 못하며 실제로는 불가능한 일이다. 이러한 시도를 하는 유일한 이유는 이를 반복해 보기 위한 것일 것이다. 그러나 이력서 상의 사실들을 이렇게 기록하는 것은 그러한 목표 자체가 소용없는 것임을 보여주는 데 기여할 뿐이다.

그렇다면, 문화기술자의 연구 경로를 기술하라는 요구를 문자 그대로 해석해서는 안된다. 실제로 제시해야 하는 것은 모든 문화기술자에게 적용될 수 있는 체크 리스트 혹은 원형 틀을 얼마나 잘 이행했는지에 관한 문제가 아니라, 연구를 통해 성취한 것에 대한 표준과 기준에 대한 문제라고 할 수 있다. 더욱이 문화기술적 문헌들은 어느 정도의 기본적인 지침들을 제시하고 있다. 이런 문헌들은 문화기술적 설명이 표준에 맞는지 판단하는데 유용한 다섯 가지 질문을 포함하고 있다.

처음 두 가지 질문은 문화기술적 표본 추출에 관한 것이다. 첫 번째 질문은 다음과 같다 "*정보 제공자들과의 접촉* 그리고 진술된 것과 관찰된 것" 에 대한 기본적인 *정보*를 제공하고 있는가?" (Sanjek, 1990a, p. 399) 이런 질문은 많은 행위자들이 표본 추출될 가능성을 높여준다(Rosen, 1991). 왜냐하면 어떤 개인도 행위자의 다양성에 대한 범위를 나타내지 못하며 정보 제공자 중에는 신뢰할 수 없는 사람이 한 명이라도 있을 수 있기 때문이다(Adler & Adler, 1995; Dow' s commentary in Aunger, 1995; Naroll, 1970a, Werner & Schoepfle, 1987, vol. 1, pp. 170-171). 이렇게 양을 고려하는 목적은 질적인 즉 "전략적으로 체계의 모든 것을 포함" 시키기 위해서이다(Johnson, 1990, p. 26). 문화기술자의 경로에 관한 좀 더 중요한 두 번째 질문은, "이와 같은 정보는 관찰된 다양한 범위의 관점들을 밝혀주고, 그렇다면 얼마나 어떤 방식으로 밝혀주고 있는가?" 이다.

좋은 문화기술적 연구가 되려면 연구하려는 주제의 중심 경향뿐만 아니라 전체 분포를 표본 추출할 필요가 있다(Johnson, 1990; Schwartzman, 1993, pp. 53-55). Werner와 Bernard(1994)가 논의했듯이, "좋은 문화기술적 표본 추출은 전체 모집단의 특성적인 비율을 정립시키는 것이 아니고 현상의 범위를 정립하는 것이다"(p. 8). 그러므로 이런 표본 추출은 행위자 혹은 상호작용을 무작위로 선정하는 것이 아니다. 무작위 표본 추출은 객관성과 일반성(Johnson & Johnson, 1990이 이를 사용할 것을 권장한대로) 모두를 높여줄 수 있을 것이다. 그러나 대부분의 참여 관찰 연구의 맥락 안에서 이는 비실용적이고 무분별한 것이다. 예를 들어, 무작위로 시간과 장소를 표본 추출한 조직을 연구하는 문화기술자는(Johnson and Johnson의 권유를 따름) 내부자들에게 행위를 위해 너무 많은 설명을 해야만 했고 가장 중요한 수행들은 놓쳐버렸다(Brim & Spain, 1974, pp. 84-86 ; Buchanan 등, 1988). 그들은 문화기술적 표본 추출의 궁극적인 목표 즉, 불일치에 대한 비교와 기회의 범위를 최대화시키는 것 역시 놓쳐 버렸다.

정보 제공자들의 견해가 반영된 것은 충분한 비판 혹은 자질 검증 없이 신뢰성 있게 받아들여질 수 있다(Becker, 1970, Chapter 2; Hammersley, 1990, pp. 82-83; Rabinow, 1977, pp. 39, 73, 95). 이들은 Dalton(1967)이 말한 것처럼, "가장 잘 알고 있는 정보 제공자"(p. 87)로 취급될 수도 있다. 그러나 연구 방법을 논의할 때 문화기술자의 역량을 주제로 삼지 않는 것과 같은 이유로 대체로 서술된 기술과 해석만으로도 정보 제공자들의 이해를 위한 충분한 증거가 된다.[57]

문화기술자의 경로 설명에 대한 나머지 세 가지 질문 역시 문화기술적 특성의 뿌리를 건드리고 있다. 첫째 질문은 다음과 같다. "이와 같은 정보는 저자 측의 *당파성(partisanship)의 정도와 유형*을 사정해 줄 수 있는가?" 이다(Becker, 1970, pp. 111, 123, 131; Jaarsma & de Wolf, 1991; Wolcott, 1992). 두 번째 질문은 "이와 같은 정보는 연구자의 *다양한 하부 그룹의 신뢰를* 얻은 연구자의 태도를 밝혀주고 있는가? 혹은 이에 성공하였음을 보여주고 있는가?" 이다. 세 번째는 "이와 같은 정보는 연구자가 적어도 일부 특정 사회적 단위 안에서 특권을 가지고 깊이 있게 접근하는데 성공하였음을 보여주고 있는가?" 이다. 이 모든 질문은 연구 방법 논의에 의존하지 않고, 문화기술적 서술 그 자체만으로도 답변될 수 있다. 하나의 연구를 평가하는 것은 너무 중복적이기 때문에, 연구자의 전체 경로를 보고

할 수 없다고 해서 객관성이 위협받는 것은 아니다.

바로 이런 이유 때문에 연구자의 경로를 방법론 논의에 포함시킬 필요가 있는지 여부에 대한 문제를 제기할 수도 있을 것이다. 그러나 이를 포함시키는 것이 좋은 이유로 다음의 세 가지를 들 수 있다. 첫째는 이를 통한 훈련 효과 때문이다. 혹은 연구 방법을 확실하게 설명함으로써 연구 실무 자체에 효과를 줄 수 있다는 기대감 때문이다. 둘째는 효율성 때문이다. 요약적 정보를 제공함으로써 고백식 일기를 기술한 경우 소요될 여러 페이지의 지면과 어려운 기술을 위해 투자되는 시간을 줄일 수 있을 것이다. 셋째는 발견이다. 매우 복잡한 자료 세트를 가지고 문화기술자가 앞에서 제시한 모든 질문에 답변할 가능성은 거의 없다.

예를 들어, 연구자가 특권을 갖고 사회 단위에 깊숙이 접근하는데 성공하였는지를 묻는 마지막 질문을 생각해보자. 지각의 대상을 형성하는 통일적 구조(gestalt)로서 현장 노트에 의존하며, 이 질문에 대한 답변을 하게 되는데, 예를 들어, "불평", "경쟁자", "비난" 등과 같은 코드로 표시된 문장 구획들을 요약하여 이런 질문에 답하게 될 것이다. 이러한 코드들은 연구자가 무대 뒤에 숨겨진 정보에 접근하는데 성공하였음을 보여준다. 대부분의 연구자는 이런 면에서 자신의 전반적인 성공에 기분이 좋아질 것이며, 이러한 요약들에 놀라워 하지 않을 것이라고 생각할 수 있다. 또한 대부분의 사람들은 행위자의 이름이나 행위자의 범주에 따라 자신이 코드화한 단어가 분류표에 나타났음을 알게 되면 놀랄 수도 있을 것이다. 예를 들어, 연구자가 어떤 집단의 사적인 "희망"과 또 다른 집단의 사적인 "불안"에 대하여 좀 더 많이 알게 될 수도 있다.[58]

전략 2: 응답자로부터의 타당화

제 3장에서 보았듯이 면담이나 포커스 그룹에서는 행위자들이 자신의 삶을 반영시킬 수 있는 기회가 드물게 나타난다. 그래서 그들의 세계에 관한 연구 보고서를 직접 보여주고 이에 대한 피드백을 달라고 요구할 수 있다. 연구자가 연구 참여자, 즉 행위자에게 예비 보고서 혹은 요약문을 읽어 보게 할 기회를 제공하건 제공하지 않건 간에, 문화기술적 연구의 "주체와 그들의 관객"이 분리될 가능성

은 점점 희박해진다(Geertz, 1988, p. 132). 위에서 언급하였듯이 "그들이 우리가 쓴 것을 읽을 때" (Davis, 1993), "그들" (내부자들)은 작가의 견해와 아주 다른 견해를 드러낼 수도 있다(Ellis, 1995; Mahmood & Amstrong, 1992; Ottenberg, 1990, 1994). 그런 차이가 있다는 것 자체가 나쁜 것은 아니지만 연구자가 글을 발표하기 이전에 분명히 원고의 내용을 좀 더 탐색할 필요가 있음을 시사한다.

이러한 문제는 두 가지 방식으로 확인해 볼 수 있다. 내부자-외부자 협동에 근거한 연구를 하게 되면 이를 위해 더 이상 수고하지 않아도 된다(Louis & Bartunek, 1992). 그렇지 않은 경우 내부자로부터 구두 혹은 서면으로 연구 보고서에 대한 피드백을 받아서 확인해 볼 수 있을 것이다. *응답자로부터의 타당화(respondant validation)*라고 부르는 이런 전략은 비문화기술적 현장 연구자들도 간혹 주장해온 것이다(Guba, 198; Yin, 1984, pp. 137-140).

문화기술자들은 다소 애매모호한 입장을 취해왔으며, 이런 면에서 제한점이 있음을 지적하곤 하였다. 본래 이 연구들은 응답자로부터 타당성을 검증 받았는지 여부와 관계 없이, 내부자-외부자와의 대화에 근거한 것이기 때문에 그들은 좀 더 형식적인 수단인 피드백까지 동원하여 인식론적 특권을 얻고 싶어 하지 않는다.[59] 문화기술자의 경험에 비추어 볼 때, 전형적인 내부자들은 자신에 관한 보고서를 읽기 위해 필요한 학식이나 열망이 부족하기 때문에, 결과적으로 그들의 피드백은 애매모호한 경향을 지닌다(Silverman, 1993, p. 83). 피드백이 기본적인 형태를 취하는 것이 아니라면, 피드백 자체의 오류를 면할 수 없다는 점도 고려해야 한다. 궁극적으로 원고 작성과 해석의 책임은 작가에게 달려있다(Emerson & Pollner, 1988; Hammersley, 1990, p. 83). 더욱이 문화기술자가 잘 알려지지 않은 아주 동떨어진 문화를 연구하는 것이 아니라면, 연구에서 "반드시 보여주어야 하는 것" 은 바로 내부자들이 그들 스스로 인식하지 못하는 것을 습득할 수 있는 능력이다(Katz, 1977; Dauber, 1995). 더욱이 문화기술자는 막강한 힘을 지닌 내부자가 원고 발표를 거부하는 위험을 감수하고 싶어하지 않는다(Whyte, 1984, p. 196; Wolcott, 1990b, p. 45).

이러한 제한점에도 불구하고 응답자로부터의 타당화는 어느 정도 가치를 지닌다. 적어도 이는 연구자-행위자 사이의 관계를 파악할 수 있는 잠재성을 포함하는 새로운 자료를 제공할 수 있다(Emerson & Pollner, 1988). 또한 이들 사이의 관계성을 유지하는데도 도움을 줄 수 있다. 왜냐하면 이를 일종의 "전문가적 예의"로 생각할 수 있기 때문이다(Yin, 1984, p. 138). 통계 중심적 언어로 말하자면, 이는 연구의 "구성 타당도"(Yin, 1984, p. 139)와 "정확성"(Buchanan 등, 1988, p. 63)을 높여줄 수 있다. 문화기술자의 것과는 별개 차원에서 이런 개념을 연구의 의견과 판단 측면에서 병합시키면, 연구의 객관성을 높이는데 기여할 수 있을 것이다. 다음에 논의될 전략인 외부자로부터의 피드백과 같이, 응답자 타당도는 묘사된 주관성의 범위를 늘려주고, 개인적 편견에 의해 연구를 진행하려는 연구자의 성향을 줄여줄 수 있을 것이다.

전략 3: 외부자로부터의 피드백

팀으로 이루어지는 문화기술적 프로젝트는 다양한 사회적 위치에서 많은 관점으로 접근할 수 있다는 장점이 있다(Foster 등, 1979; Louis & Bartunek, 1992). 그러므로 팀은 다음 두 가지 방식으로 객관성을 높여준다. 이는 문화기술자의 경로(그리고 참여적 역할)를 다양화시켜주고, 각 연구자는 다른 연구자가 받는 피드백의 원천이 된다. 팀을 기반으로 하는 문화기술적 연구는 전형적으로 학생-지도 교수 관계 혹은 협동 관계를 기초로 해서 시작된다. 그러나 빠르게 변화하는 응용 연구 분야에서는 이를 드물게 사용하여 왔다. 그 이유는 다른 연구 방법 상의 결점이 있다기보다는 좀 더 학술적인 전통에 접근하기 위하여 이를 적게 사용하였다고 할 수 있다. 팀 접근이 갖는 한 가지 중요한 약점을 시인하지 않을 수 없다. 팀은 반응성을 증가시키기 때문에 객관성을 해칠 가능성이 있다. 단독 연구자의 경우와 비교하였을 때, 팀은 대부분의 세팅에서 보다 침투적이고 분열적이다(Stocking, 1992, p. 39).

좀 드물기는 하지만, 다양한 관점에서 접근하는 또 다른 방식은 여러 면담자를 사용하는 것이다(Aunger, 1994, 이런 목적을 위해서가 아니라 신뢰도 검사를 위하여 여러 면담자를 고용함). 현장 연구자가 여러 관점에서 접근하기 위해 좀 더 널리 사용하는 방식은 다른 연구자들로부터의 비공식적 피드백을 받는 것이다

(Guba, 1981; Rosenblatt, 1981). 이들이 "세팅에 대하여 잘 알고 있는" 사람이라면 도움이 되지만(Wolcott, 1994, p. 349), 그들에게 요구되는 가장 중요한 자질은 문화기술적 연구에 기꺼이 깊이 참여하고자 하는 의지이다. 이러한 비평을 얻을 수 있다면, 연구자는 현장에서 보내는 시간을 중단하고 비평가의 집을 방문할 만큼의 이유가 될 수 있다(Foster 등, 1979; Whyte, 1984, p. 27). 다른 학자로부터의 외부자 피드백은 도처에서 얻을 수 있다. 그러나 만약 모든 사람들을 모두 기록해야 한다면, 이를 방법적 토의가 아니라 감사의 글에 공동 서명할 수 있다. 방법론에 제시하는 경우는 문화기술자의 행로에서 아치 형태로 다른 연구자들과 중요한 관계가 있음을 나타낼 수도 있다(Jaarsma & de Wolf, 1991).[60]

전략 4: 인덱스와 코딩에 대한 평가자 간 점검

코드 단어의 사용은 제 5장의 문화기술적 분석 혹은 자료에 관한 논의에서 충분히 기술하였다. 그러한 강조가 충분한 근거를 가지고 있다면 코딩 안에서 편견이 있는지 확인하기 위한 평가자 간 점검은 반드시 있어야 한다. Silverman(1993, pp. 148-149)은 질적 연구에서 통계 중심 전략의 사용을 지지하였다. Miles와 Huberman(1994)도 "코딩자 간 혹은 코딩자 내" 에서의 일치도가 80~90%가 되어야 한다고 제시하고 있다(p. 64).[61] 경영대학의 Active Member Research 시절을 토대로 생각해보면, 불행하게도 이러한 산출 값은 심사자들이 기대하는 맹목적인 방법론적 숭배거리에 불과하다고 생각한다. 이런 주장을 펼치기 이전에, 맥락 속의 *코딩*의 의미를 명료화해야만 하는데, 그 이유는 문화기술적 연구 내에서의 코딩은 종래의 연구(예: 통계적 연구)에서의 코딩과 동일하지 않기 때문이다. 다행히 Becker, Gordon 및 LeBailly(1984)는 이를 명료화하는데 공헌하였다.[62]

통상적 "코딩"과 문화기술적 "인덱싱". 다음 네 가지 차원에서 문화기술적 코딩과 통상적 코딩과 다르다. 이 중의 하나는 코드 범주 사이의 논리적 관계에 관한 것이다. 통상적 코드의 범주는 상호배타적이다. 예를 들어, 어떤 행위가 한 개의 연령 범위로 범주화 되었다면, 이는 다른 범주에 속해서는 안 된다. 문화기술

적 범주들도 이와 유사하게 상호배타적이라고 할 수 있다. 그러나 반드시 그럴 필요는 없다(Becker 등, 1984). 문화기술자는 한 명의 행위자가 동시에 22세와 73세에 포함될 수 있다고 생각하지는 않는다. 그러나 그가 73세일 때 그의 22세의 시절을 논의할 수는 있다. 한 행위자가 고마움을 느끼면서 동시에 화가 날 수도 있고 충성을 다하지만 동시에 배신적일 수도 있다. 더욱이 한 개의 텍스트 분절은 여러 행위자들을 위한 것으로 코딩될 수 있다. 다시 말하면, 텍스트 중의 하나는 22세 군과 73세 이상 군 모두에게 해당할 수 있다. 다음에 논의하게 될 차원에서 볼 수 있듯이, 이는 통상적 코딩에서는 비논리적이지만 문화기술적 연구에서는 그렇지 않다.

두 번째 차원은 코딩 자료 단위의 투명성 면에서 차이가 있다. 통계 중심적 연구에서는 한 단위의 자료가 일단 코딩되면, 그 자료가 연구자의 눈에 띄는지에 대한 가시성을 고려해 볼 때, 그 자료는 알고리즘 속으로 사라지게 된다. 문화기술적 연구에서는 그 자료가 문자 그대로 다시 등장하고 주기를 거듭하면서 매 번 반복하여 노트를 읽거나 검색하면서 코딩 중의 한 개를 다시 끌어내곤 한다. 통상적 자료 단위들은 투명하지 않다. 그러나 문화기술적 자료 단위들은 투명하다. 전자는 수학적 조작에 막혀있는 객체이어서 그 코딩은 고정되고 특수화되어 있고 동등한 값을 지닌다. 반면에 후자는 개방적이고 특수화되어 있지 않고 동등한 값을 지니지도 않는다(Becker 등, 1984, p. 21). 이런 이유로 인하여 문화기술자는 자유롭게 그 때마다 되는대로 코딩하도록 권유 받는다; "즉, 어떤 사건이라 하더라도 그에 관련된다고 고려할 수 있다고 믿을 만한 이유만 있어도 하나의 범주로 코딩될 수 있어야 한다(Becker & Geer, 1960, p. 281; Emerson 등, 1995, pp. 150-155)."

세 번째 차원은 자료에 코드를 부여하는 절차에서의 차이점이다. 통상적 코딩은 미리 정의된 규칙을 철저히 준수하여 코딩할 것을 요구한다. 문화기술지에서는 코딩과 실제 자료 사이의 연결을 기록할 수 있다. 그러나 자료에 의해 구분되는 과정이나 "주목" 하는 과정(Seidel 등, 1988, 7장)은 갑자기 나타나거나 임시적인 것이다(Miles & Huberman, 1994, p. 58; Sanjek, 1990a; Seidel 등, 1988, p. 8-1; Tesch, 1990, p. 253).

네 번째 차원은 Seidel과 Kelle(1995)가 제시한 차이점이다. 통상적 코딩의 준거는 현상의 다양한 측면이다. 준거는 하나의 "사실(fact)"이다. 문화기술자는 이런 의미로 코드를 사용할 수 있다. 그들 역시 통상적 코딩에서 사용되는 변수들의 유형에 주목할 수는 있다. 그들이 자료의 한 분절에 대해, 예를 들어, *남성(male)* 같은 코딩을 붙였다면, 그들은 "남성다움(maleness)"에 관하여 더 이상 물을 필요가 없다. 그들은 *남성*이라고 표시된 행위자들을 제시된 대로 그렇게 간주할 수 있다. 그렇다면, 통상적 연구에서와 마찬가지로 *남성*이라는 용어는 하나의 "코드"로 기능할 것이다. 그러나 문화기술적 연구에서는 이런 식으로 기능할 필요가 없다. 연구자는 하나의 "인덱스"로서 이 단어를 사용할 수 있을 것이다. 여기에서 준거는 하나의 사실이 아니라 후에 다시 조회하고 다시 탐구하게 될 텍스트 분절이다. 그렇다면, *남성*이라는 용어는 대신에 인덱스로 기능할 것이다. Seidel과 Kelle(1995)의 용어에 의하면, 하나의 "코드"는 하나의 "사실적" 기능으로 작용한다. 반면에 "인덱스"는 "준거적" 기능을 한다(pp. 58-59). 문화기술적 연구에서는 후자가 좀 더 전형적인 것이므로 이 후부터는 잘못 안내할 가능성이 있어서 통상적 코딩의 성향을 지닌 *코드*라는 용어 대신 *인덱스 단어(index word)*라는 용어를 사용할 것이다.

평가자 간 일치도 무시하기. 객관성 측정을 위해 만들어진 평가자 간 일치도는 유사한 평가자들 사이의 유사성만을 측정해 준다. 즉, 이는 가장 알맞는 간주관성 지표이다. 이는 문화적 동질성(Naroll, 1970a), 현상에 대한 정통성(Rothstein, 1990), 학문적 하위 문화 속으로의 사회화(Hak & Bernts, 1996)를 경험적으로 측정해주는 것으로 확인되고 있다. 문화기술적 현장 노트의 의미에 대한 일치도를 얻으려고 할 때에는 이 문제가 복잡해진다. 이론적 맥락과 사회문화적 맥락 모두를 깊이 이해하지 않고 이를 해석한다는 것이 아주 힘들다는 것은 널리 알려져 있기 때문이다(Agar, 1991; Jackson, 1990; Kirk & Miller, 1986, pp. 54-55; Lutkehaus, 1990; Silverman, 1993, p. 69; Smith, 1990). Seidel 등(1998)이 경고했듯이, 당신이 "자료를 이해하게 된 것과 같이 다른 사람들에게 이 자료를 어떻게 '이해시킬지' 그 방법을 '가르칠 수' 있어야"한다고 말할 수도 있다(p. 7-8). 만

약 다른 사람들에게 이런 것을 알려 줄 수 있다면, Rescher(1997)의 설득력 있는 기준에 의하면, 이는 오직 당파적인(cliquish) 혹은 "편협한 주관성(parochial subjectivity)"(p. 4)만을 성취한 것이 된다. 이는 평가자 사이의 통계를 얻은 것에 불과하며,[63] 만약 이것을 객관성의 증거로 보이고자 한다면, 이는 잘못 발표된 것으로서 책임을 져야 한다.

이런 요구가 의도와는 다른 결과를 낳을 수 있다는 이유 중의 하나는 이미 제시된 바 있다. 즉, 평가자 간 통계는 문화기술자가 얼마나 다른 평가자들을 잘 훈련시켰는가를 나타내는 믿을만한 지표이다. 그러나 좀 더 폭 넓게 교육받은 대중들에게 이는 신뢰할 수 없는 간주관성의 지표이다. 두 번째 이유는 여러 사람이 개방적인 일차 인덱스 작업을 수행했다면, 인덱스화가 잘된 자료가 최상위의 평가자 간 일치도를 얻을 수 없다. 일상적인 코딩과 달리 이런 유형의 인덱스는 개방식이다(위에서 언급한 세 번째 차이점). 그러므로 이런 인덱스가 더욱 포괄적이고 집중적일수록, 그리고 진실성에 좀 더 관심을 갖게 될수록, 두 번째로 인덱스하는 사람이 완전히 동일한 단어로 표시할 가능성은 적어진다. 이는 타당성과 신뢰성 사이의 모순을 의미하듯 진실성과 객관성 사이의 모순을 야기한다.

물론 이러한 역설은 해결되어야만 한다. 이러한 역설은 전통적인 연구보다 문화기술적 연구에서 좀 더 민감하다. 전통적인 일반 연구에서도 역시 까다롭게 평가할수록, 평가자들을 좀 더 훈련시킬 필요성이 높아지고, 평가자들은 더 많은 모집단을 대표한다고 보기 어려워진다(Rothstein, 1990). 더욱이 문화기술적 연구에서는 평가자가 *평가자*로서 일을 하지만, 일반 연구에서의 평가자들은 더 이상 그 자체의 코딩 전략을 만들어내지 않는다. 양 쪽 모두에서 이차 평가자들은 코딩이나 인덱스를 개발한 학자들의 작업에 대해 찬성 혹은 반대하는 것으로 제한된다. 양 쪽 모두에서 이차 평가자들은 제 I 유형의 오류만 점검하지 제 II 유형의 오류는 점검하지 않는다. 이런 점이 문화기술적 연구와 질적 연구에도 적용되어 왔다(Kirk & Miller, 1986; Silverman, 1993, p. 149).[64] 제 I 유형 오류는 코딩에 근거한 분석에 손상을 줄 수 있게 되는데, 즉 "사실"과 코딩된 자료들이 등식 속으로 사라져버리게 된다. "코딩"이 실제로 인덱싱(즉, 준거)과 같다면, 제 I 유형 오류는 덜 치명적일 것이다, "그 이유는 자료들이 인덱스된 후 다시 조회될 때, 좀 더 조사를 받고 평가를 받게 될 것이기 때문이다"(Becker 등, 1984, p. 22). 자료와 그들 인덱싱 간의 투명성은 남게 된다.

자료를 고려하는 가운데 수차례 재고려할 기회를 갖게 되면서, 문화기술적 연구에서의 제 I 유형의 오류는 해를 주기보다는 오히려 해를 입게 된다. 더욱이 제 I 유형의 오류 점검을 위하여 평가자들을 사용하게 되면, 객관성 수준에 대한 측정으로서 의심스런 수치 통계에 대한 평가자 간 일치만을 도출해낼 것이다. 이런 두 가지 모두를 보류하더라도, 제 I 유형 오류에 대한 점검은 그래도 노력을 기울일만한 가치가 있다. 이러한 점검은 일종의 외부자로 부터 피드백 형태를 마련해주고, 두 가지 면에서 Rescher의 경우 보다는 덜 엄중하게 객관성을 입증해 준다. 이러한 주장은 이들이 간주관적이라는 점에서 어느 정도 객관성이 있다. 그들은 단순히 사적인 평가가 아니며, 다른 연구자들에 의해 승인받지 못하거나 강화될 수 있다. 더욱이 인덱싱에 대한 점검은 인덱싱 체계를 명료화하고 세련되게 하는데 도움이 될 수 있고, 때로는 제 I 유형 오류에 노출될 것이다. 이들은 제 II 유형 오류를 교정하는데 도움을 주기도 한다.

문화기술적 연구에서 제 II 유형 오류, 즉 자료 안에서 지각될 수 있는 것을 인식하지 못하고 이를 놓칠 수 있는 오류는 매우 파괴적일 수 있다. 제 I 유형의 오류와는 달리, 제 II 유형의 오류는 객관성 측면에서 실패이기도 하지만, 진실성을 성취하려는 노력에도 손상을 입힌다. 대안적 설명을 추구하기 위하여(Brewer, 1994), 연구자는 "모든 관련 증거 항목(특히, [그들의] 명제(proposition)를 부정할 수 있는 항목)을 발견할 능력이 있어야 한다"(Becker 등, 1984, p. 21). 잘못된 용어(제 I 유형 오류)로 표시된 항목들이 후에 다시 검색될 것이며, 이는 다시 정정하여 제대로 인덱싱된 용어로 표기될 것이다. 특정한 용어로 *표기되지 못한* 항목(제 II 유형 오류)은 이후 이런 인덱스나 코드를 조회하는데서 조회되지 못할 수 있다.

다행히 제 II 유형의 오류를 교정할 수 있는 방법들이 있다. 첫째, 전체 기록을 다시 읽을 수 있다. 둘째, 표시되지 않은 항목들이 다른 하나 혹은 그 이상의 관련된 인덱스 용어로 표시되었다면, 이들은 이후 계속 조회될 수 있다. 이는 충분한 혹은 포화된 인덱싱이 필요함을 정당화시켜주고 인덱스 단어 조회 안에서 폭넓은 조직망을 제시할 필요가 있음을 정당화시켜 준다. 여기서 이미 언급된 전략 중 두 가지인 응답자의 타당화와 외부자로부터의 피드백 또한 대안적 해설을 제공함으로써 연구자가 제 II 유형의 오류를 극복하는데 도움을 줄 수 있다.

제 II 유형 오류의 다섯 번째 해결책은 앞선 네 가지 해결책과 달리, 잘못된 인덱스 용어를 직접 교정하는 것이다. 이는 우리가 앞에서 논의할 때, 두번째 사람 혹은 검사자가 주어진 인덱싱 전략을 그대로 고려하면서 인덱스된 자료 기록을 사정하는 "평가자"가 되었다. 그러나 대신에 이들은 자료에 대하여 그들 자신의 인덱싱과 코딩을 만들어낼 수도 있을 것이다. 이와 같이 이전에 검토되지 않은 해설을 만드는 접근법은 연구자와 현장 노트를 읽는 다른 사람들 사이의 사회문화적, 경험적, 그리고 이념적 차이를 극대화시켜줌으로써 그 효과를 증진시킬 수 있을 것이다.[65]

제 II 유형의 오류(그리고 제 I 유형)가 교정될 수 있는 여섯 번째 방법이 있다. 평가자간 점검과 재인덱싱을 실시하여 인덱싱과 코딩을 점검하고 수정하는 것이다. 이들은 자료 자체를 점검하는 것이 아니다(Hinds, Scandrett-Hibdon & McAulay, 1990). 인덱싱과 자료 모두의 점검이 가능한 또 다른 전략이 있다. 다음 절에서 설명할 예정이지만, 이는 극도로 제한된 전략으로서 포괄적인 자료 기록에 대하여 아주 정확하지만, 어쩌면 비상식적이기도 한 전략일 수도 있다.

전략 5: 포괄적인 자료 기록

문화기술자가 아닌 다른 일부 질적 연구자는 중립성, 반복성, 의존성 및 다른 바람직한 평가 기준은 다른 연구자들에 의한 "감사(auditing)"를 위해 만들어진 자료 기록으로 이루어져 왔다고 주장하였다.[66] 이 규정은 "연구 전반에 걸쳐 내려진 모든 방법론적 결정"에 대하여 완전하고 상세한 기록을 유지해야 한다고 요구한다(Rodgers & Cowles, 1993, p. 221; Schwandt & Halpern, 1988, p. 79). 문화기술자에게 있어서는 방법론적으로나 실무적인 입장에서 볼 때 이런 충고를 따르는 것은 현명하지 못할 수 있다. 그럼에도 불구하고, 심사자 그리고 초보 문화기술자가 될 사람들은 방금 인용한 저자들의 주장에 영향을 받을 것이고, 문화기술적 자료에는 확실히 유익한 이점이 있다. 그러므로 그들의 주장을 조용히 거절하고 싶지만 실제로 그렇게 해서는 안 된다.

감사 경로에 찬성하는 논의. 세 가지 주요 이점으로 인해 연구 과정에 대한 감사 과정 경로를 요구해 왔다. 하나는 반박가능성(disconfirmability) 증진을 통해 객관성을 증진시키는 것이다(Hammersley, 1997). 이런 목표는 잘 이행될 수 있는 것처럼 보일 수 있다. 그러나 감사 경로만이 이런 목적을 달성할 수 있는 유일한 방법은 아니다. 두 번째 이점은 평가에 대비하여 연구자를 훈련시킴으로써 연구자의 자질을 높여줄 수 있다(Schwandt & Halpern, 1988, p. 25). 이미 제 2장에서 연구 방법에 관한 논의를 작성하는 것만으로도 이러한 목적을 충족시킨다고 밝혔다. 그러나 나는 Schwandt와 Halpern(1988), 그리고 이 책도 원인적 연결을 위한 그 어떠한 증거도 가지고 있지 않음을 시인해야만 한다. 방법에 대한 논의는 수많은 학술지 표준에 부합하는지 등 달성해야할 유용한 평기 기준들을 가지고 있다고 주장할 수도 있다. 보증된 감사가능한 기록의 유일한 결과는 그 논문 인용이 증가되는 것이다. 그러나 세 번째 주요 이점으로서 이런 전략을 위해 요구되는 것은 과학적 허위 보고(Fox, 1994)를 줄이는 데 있다. 이런데 관심을 기울이는 것 자체가 의미가 없다고 할 만큼 자신 있게 이런 면의 우려를 떨쳐버릴 수 있다면 만족스러운 것일 수 있다. 그러나 이는 불행하게도 가능하지 않다.

거짓된 날조 문서의 자료는 바이오 기술과 같이 돈이 자극제인 연구 분야에서 가장 흔히 볼 수 있다(Fox, 1994; Goodstein, 1991). 그러나 내가 자랑하는 학문 분야인 인류학에서 조차도 이에 대한 면역이 되지 않아, 의심 많은 대중에게 유명한 필트다운(Piltdown) 사기 사건(Tobias, 1994)과 타사다이족(Tasaday) 위조 사건(필리핀의 한 섬에 석기 인간이 살고 있다는 연구)(Berreman, 1991)을 제공하였다. 결국, 부정직은 돈 때문이 아니라 전문적인 인정을 받고자 하는 야심에 의해서도 동기화될 수 있다. 편집자가 심사 과정에서 잘 조작된 허위(Fox, 1994)를 발견하는데 실패하여 이러한 행위가 자극될 수 있고(걱정스럽게도), 동일 연구를 재연시킬 가능성이 적기 때문에 야기될 수도 있다(Goodstein, 1991; Tobias, 1994). 또한 Lofland와 Lofland(1995)가 문화기술적 보고서들은 그들 자료 속에서 "어려움과 단점이 있을 수 있음(p. 151)"을 표기해야 한다고 주장하고 있는 것은 당연하다. 문화기술자는, 비록 그렇게 하고자 할지라도, 자신이 반드시 보고해야 하는 것이 무엇인지 인식하게 되리라는 보장은 없다.

감사 경로에 반대하는 논의. 기만과 자기-기만이 문제이기는 하지만, 이것이 감사를 통해 해결되는 것은 아니다. 빠른 결과를 얻으려는 문화기술자는 현장 노트, 메모, 인덱싱 체계 등을 고안해내는 성가신 작업을 행하기보다는 현장 연구를 들락거리면서 문헌을 가지고 엉성한 연구를 수행하고, 다루기 어려운 자료에 대해 그럴듯한 해석을 다는 것이 훨씬 쉽다는 것을 안다. 그들이 자신의 기록에 맞게 쓰기 위해 행동하는 이유는 단지 현장 노트 작성이나 회상할 때의 선택성을 풍부하게 얻기 위한 것이라면, 번거롭게 가짜 문서들을 만들려는 위험을 감수하는 이유는 무엇인가? 그러므로, "[자연] 과학 보다는 문화기술적 연구 내에서 자료가 조작된 것을 발견하기란 더욱 어렵다(Werner & Schoepfle, 1987, vol. 2, p. 326). 그리고 감사를 통해 이런 조작을 발견하리란 보장도 없다."

감사가 난관에 부딪칠 수 있는 한 가지 이유는 아무리 꼼꼼하게 작성한 현장 노트라고 하여도, 다른 사람의 현장 노트를 해석하기가 대단히 어렵기 때문이다. 맥락-연구 연결의 해석과 평가자 간 일치에 대한 논의 그리고 더 이상 다듬을 필요가 없는 것에 대해 논의할 때 이미 이런 이유를 밝혔다. 그러나 두 번째 이유는 하나의 추론에 불과하며 아직은 이에 주목하지 않고 있다. 기록에 대해 해석하기 어렵기 때문에 감사는 매우 시간 소모적이 될 것이다. Schwandt와 Halpern(1988, p. 26)은 감사하는데 7일에서 10일 가량 소요될 것으로 추정하고 있다. 전반적인 감사 과정에 대한 그들의 터무니없는 낙관주의를 고려하면, 예를 들어, 그들은 "평가하는 사람이 탐구하려는 것의 어떤 부분도 '재연(replay)' 할 수 있어야 한다고 주장한다(p. 78)." 그들이 추정한 평가에 필요한 시간이 부당하게 비관적이라고 하기 어렵다. 대부분의 학자들은 심사자와 편집자로서 일하며 충분한 시간을 갖기가 어렵다. 편집자의 역할 역시 학회 안에서 매우 많은 대인 관계적, 정책적 긴장을 유발한다.[67]

감사하기 어려운 세 번째 이유는 "연구 과정이 충분히 명료하지 않다"는 점이다(Hammersley, 1997, p. 135). 연구 방법을 논제로 삼은 이 책은 상세하게 기술하는 것을 옹호하는 경향이 있다. 그러므로 명료성에 대해 정확히 하고자 하는데, 감사를 통하여 문화기술적 이해를 얻게 된 가장 기본적인 과정을 발견할 *가능성은 전혀 없다*(Muecke, 1994, 이 점에서 특히 명료하다). 감사란 은유어(Schwandt와 Halpern[1988, p. 74]은 이를 문자 그대로 간주하고 있다)는 문서화된 기록의 가치를 극단적으로 확대시키고, 독창성, 이론화, 머리글이나 기억 및 "현장 연구 이후의 현장 연구(post fieldwork fieldwork)" (Cohen, 1992)[68]의 가치는 매우 경시한다. 평가하는 사람들은 Leach의 *Political Systems of Highland Burma* 혹은 Srinivas의 *The Remembered Village*를 보고 매우 당황하게 될 것이다. 잘 알려진 이 두 가지 문화기술지는 모두 저자가 현장 노트를 잃어버렸거나 현장 노트가 파손된 다음에 기술된 것들이다(Mayer, 1989).

모든 객관성과 관련된 전략은 문화기술적 배움 혹은 이해란 암묵적이고 출현적인 특성에 의해 제한을 받는다. 그러나 생각해 본 자료의 의미들에 대한 구체화나 문화기술자의 경로 밟기를 통한 상세한 기술과 같은 일부 전략들은 요약적 문서와 함께 효과적인 것으로 남아있다. 이러한 타협으로 인해 감사는 무력해진다. 무언의 탐구 과정을 상세화시켜야 하는 초인적인 과제에 직면하여, 문화기술자는 매 순간 모든 방법론적 결정, 오솔길, 직감, 형식적 분석, 그리고 자료 안에서의 비교뿐만 아니라 자료 너머의 것과의 비교, "사색을, 당시에는 사소해 보이고 관련이 없어 보였던 것일지라도", "의무적"으로 기록해야 한다는 주장으로 응수하고 있다(Rodgers & Cowles, 1993, p. 222).

과도 상세화에 대한 이러한 지시는 "현장 노트 증거는 현장 노트와 문화기술적 연구 결과 사이의 관계가 명확하게 연결되었을 때에만 필요하다. 문화기술적 타당도는 광범위한 현장 노트 기록을 필요로 하지 않는다" (pp. 402-403; Emerson 등, 1995, p. ix)는 Sanjek(1990a)의 날카로운 비평 앞에 당황하게 된다. 과학적 방법의 날카로운 비평 앞에서도 당황하게 된다(Hammersley, 1997). Bem(1987)이 학술지의 논문 저자들과 상담할 때, "과학적 통합성을 위하여 당신은 독자들에게 제목이 잘못 부여한 추측을 따라 가게 할 필요가 없다. 단지 *자 보시오(voila)!* 하고 제목이 잘못 부여되었음을 보여주기만 하면 된다(p. 173)." 이는 심사자뿐만 아니라 감사자에게도 적용되어야 한다. 또한 실제로 반복될 수 있고 반복될 가능성이 있는 자연과학자들에게도 적용되어야만 한다.[69]

감사가 난관에 부딪힐 수 있는 네 번째 이유는 예상되는 감사가 기록 보관에 미칠 잘못된 효과이다. 모든 문화기술자는 Shulman(1994)의 경우처럼, 자신이 탐정이나 스파이 역할을 한다고 간주하지는 않는다. 그러나 숙련된 문화기술자들은 매우 많은 자료를 수집한다. 이는 일부 집단에 대한 관심과 관련된 것일 수도 있다. 이들은 내부자의 당파적 견해를 얻거나 제 삼자의 견해를 얻어야한다. Scarce처럼 모든 문화기술자는 정보 제공자에 관한 정보 노출을 원하지, 감옥에서 몇 달간 지내기를 원하지는 않을 것이다(Scarce, 1994). 그러나 모든 문화기술자는 정보 제공자들과 그들 자신 모두의 프라이버시에 대한 요구를 합법적으로 보호하고 있다.

감사자의 명령에 쉽게 순응하는 것과 관련하여, 역설적으로 말하면, 가장 미숙한 연구자가 유리할 수 있다. 감사 가능한 연구 경로를 만들 가능성에 직면하게 되면, 아주 숙련된 문화기술자는 연구자에서 관료인이나 변호사 혹은 관료인이자 변호사로 변모하게 된다. Hammersley(1997)가 주장한 것처럼, 연구자가 자신의 현장 노트와 일기가 공개 문서가 될 수 있음을 알고 있다면, 이들은 진정한 연구 과정에 많은 연결을 짓지 않을 것이다. 더욱이 감사를 진행할 때 실제의 현장 행위자들을 불러 올 수 있다고 생각한다면, 사소한 일이 일어나지 않는 특별한 현장에 접근하기 위한 협상은 이루어지기 매우 어려워질 것이다. 그렇다면, 기록이 갖는 유일한 가치는 협동 연구자 혹은 조심스럽게 감별된 외부인들에 의한 연구만을 행할 수 있게 한다는 것이다. 외부인들이 합법적으로 사용할 수 있는 두 가지는 Human Relations Area Files researchers(아래에서 논의됨)의 경우에서와 같은 횡문화적 비교일 것이고, 또 하나는 Simith가 Suye Mura라는 여성에 관한 Ella (Embree) Wiswell의 노트에서 사용한 경우처럼, 새로운 문화기술지 창작일 것이다(Smith, 1990).[70]

전략 요약. 객관성 추구를 위한 실망스런 요약은 관련된 연구 맥락에 대한 정의가 알려져 있지 않다는 점이다. 만일 정의되었다고 하여도, 이는 충분히 진술될

수 없을 것이다. 또한 충분히 진술되었다고 하여도, 이를 자신 있게 해석할 수는 없을 것이다. 충분히 사실을 밝히는 것은 연구자의 편에서 완전한 중립을 지키는 것만큼 달성하기 힘든 목표가 된다. Becker(1970, pp. 111, 123, 131)와 Van Maanen (1991)이 주장한 것과 같이, 연구자는 완전하게 파벌주의적 논쟁과 다른 이해 관계를 초월한 입장을 취할 수가 없다. 이와 같이 우리는 완전하게 인식론적 약점을 지녔지만, 그렇다고 우리의 편견을 마음대로 사용해도 된다는 허가를 부여 받은 것은 아니다. 연구자는 편견을 최소화하려고 노력해야 하며 그렇게 할 수 있다. 그리고 연구자는 이런 편견을 초래하는 결정적인 근원들을 밝히려고 노력해야만 한다.

문화기술적 객관성을 보장해줄만한 만병통치적인 연구 방법은 존재하지 않는다. 그럼에도 불구하고, 연구의 객관성을 높이는데 도움이 되는 몇 가지 연구 방법 전략이 존재하며, 최소한 이 중에서 가장 중요한 것은 적용해야만 한다. 이러한 전략 중에서 두 가지, 즉 연구자의 경로 추적하기와 외부자로부터의 피드백은 문화기술적 연구에 잘 적용되고 있으며 연구자와 정보 제공자 모두로부터의 편견에 대한 위협을 줄이는데 도움이 된다. 통계 중심적 면담 기법도 동일한 효과를 나타낼 수 있지만, 이는 비문화기술적 연구 프로젝트에서만 사용된다. 다른 두 가지 전략 즉, 응답자로부터의 타당화와 평가자 간 코딩 점검도 연구자(정보 제공자의 편견이 아님)의 편견을 줄이는데 도움이 된다. 마지막 전략은 포괄적인 현장의 기록으로서 이는 반복 연구나 팀 연구와 같은 특정한 경우를 제외하고는 피할 수 없는 제한점을 지니고 있다.

5. 통찰력 확보

통찰력을 목표로 한 경우

질적 방법을 위해서 외적 타당도나 일반화와 같은 전통적인 범주를 재개념화할 필요가 있다. 문화기술자의 경로에 대한 논의에서 보았듯이, 문화기술자는 임의 표본 추출을 사용하지 않으며 사용할 수도 없다. 더구나 연구 현장 개입의 면대면 속성 때문에 연구 대상자 수에 한계가 있다. 더 나아가 Behrens(1990)는 문화기술적 자료의 분포는 비정규적일 뿐만 아니라 분포가 잘 알려져 있지 않으며, 공간적으로나 시간적으로 독립된 것도 아니라고 지적하였다. 이러한 이유로 인해 문화기술적 결과는 통계상의 일반화를 위해 사용될 수 없다. 그러나 연구 결과를 너무 많이 "확대" 시키지 않으면서 "이동" 시킬 수 없음을 의미하지는 않는다(Sartori, 1970). 즉, 연구가 이루어진 시간과 장소를 초월하여 "옮겨 간다" (Guba, 1981)는 것을 의미한다. 문화기술자는 어느 곳에나 *적용할* 수 있는 통찰력을 불러일으킬 수 없을 뿐만 아니라 그렇게 해서도 안 된다(Kidder, 1981; Lofland, 1995).

문화기술자는 일반화나 외적 타당도를 추구할 수는 없어도, 적용 가능한 식견을 얻어내는 능력, 즉 통찰력은 추구할 수 있다. 이러한 범주의 개연성은 응용 인류학에서 잘 제도화된 실무에서 찾아 볼 수 있다. 결국, 이런 연구를 위한 선행 조건은, 말 그대로 연구 결과를 연구 현장의 미시적 환경보다는 상황적 맥락에 적용 가능해야 한다는 점이다. Becker(1990)가 경고하였듯이, 응용 문화기술자는 분류학적 타당성이 의심스러운 임시적인 구성 개념(예: 기업회사)에까지 무리하게 일반화시키곤 한다. 그러나 모든 문화기술자와 마찬가지로, 그들은 상호행동, 과정, 구조 및 의미의 내재적 형태 혹은 일반적 형태를 우선적으로 이해하고 구체화한 뒤, 그 다음에 그것들이 적용되는 영역을 이론적으로 설정해야 한다.[71]

통찰력의 예: 모계사회의 수수께끼. Schofield(1990)가 아쉬워했던 것처럼 통

찰력(문자 그대로는 일반화라 부르지만)은 질적 연구 문헌에서는 상대적으로 주목받지 못했었다. 이에 대한 관심은, 지금까지의 토론과 같이, 다소 추상적인 경향이 있다. 일부 예는 독창적이었을 것이고 또 교훈적인 면도 있었다고 할 수 있다. 여기에 소개하는 예는 Audrey Richards(1950)의 "모계사회의 수수께끼(the matrilineal puzzle)"에 관한 것이다. 우선 이것을 예로 제시하는 이유부터 설명하고자 한다.

*모계사회의 수수께끼*란 직접적으로는 특수한 사회구조에 대한 도전을 의미하고 간접적으로는 행위자가 창안한 해결 방법의 범위를 의미한다. 여기서 사회구조에 대한 도전은 다른 종족과의 혼인(exogamous marriage)시 뒤따르는 원칙에 대해 발생하는 갈등을 의미한다. 즉, 여성(임신 즉, 사고로 임신한 경우가 아닌)이 낳은 자식과 남성의 영향력(뚜렷한 지배력을 가진 것이 아니어도) 사이의 갈등을 말한다. 이 원칙에 의하면, 한 여자가 결혼하여 모계그룹을 떠나면(다른 종족과 결혼하게 되어), 그녀의 모계 쪽 친족은 그녀가 낳은 자식(상속인)에 대한 신체적 관리 권한을 상실한다. 그러나 그녀가 다른 종족과 결혼 한 뒤 남편을 자신의 거주지로 데려오는 식으로 또 다른 해결 방법을 택하게 되면, "어머니들의 형제들"로 명명되었던 남자 형제들은 "계승권을 누가 갖게 될 것인가"란 논의를 접고 흩어지게 된다(Richards, 1950, p. 246: 더욱 잔혹한 상황 전개는 Fox, 1967, pp. 97, 111). 이런 문제에 대한 다른 여러 가지 해결책은 거주자 역할, 공간적 근접성 및 남편 역할에 대한 기대를 중심으로 이루어진다.[72]

이러한 예는 모계주의의 혼동은 현장에서 연구자의 눈에 포착된 "사실"이라고 보기 어렵다(여기에서 연구자만이 통찰력을 지니고 있다고 추론해서는 안 된다. 반대로, 통찰력 있는 정보 제공자를 열심히 찾으려고 노력해야 한다. 더욱이 만약 그녀와 함께 구성개념(construct)을 개발한 Richard의 정보 제공자 중의 한 명이 그런 사람이었다면, 그 정보 제공자는 연구 팀의 일원으로 간주해도 좋을 것이다 ; 3장 참조).

Richards는 같은 "모계사회(Richards, 1950, p. 207)" 안의 다른 반투(Bantu)족 사람들과 친해지고, 폭넓은 범위의 문화기술적 연구를 깊이 이해한 가운데 비교 성찰하는 등 심층적 현장 연구를 수행한 세팅(중앙 아프리카 Bemba) 안에서 구성개념을 개발한 것으로 보인다. Schlegel(1972)이 Richards의 공헌을 요약한 것을 보면 "그녀의 연구 유형은 일종의 예비 연구에 해당하였다. 그리고 그녀의 수수께기와 같은 모계혈족에 관한 가정은 다른 연구를 자극시킴으로써 그 유용성이 입증되었다(p. 137)." 그녀의 가설 또는 구성개념은 후에 다른 모계사회에 관한 문화기술자들에 의해 다시 사용되고 다듬어졌다(Holy, 1986, Oppong, 1974를 포함하는 예). 횡문화적 통계 분석(Schlegel, 1972)을 통해 검증되고 발전되었다. 게다가 이론적 논쟁의 표적이 되기도 하였다.[73] 모든 통찰력 있는 직관이 그녀의 연구처럼 풍부한 상상력이 있다고 증명할 필요는 없지만, 폭넓게 응용된 직관은 통찰력이 있다고 추론해도 합당할 것이다.

통찰력을 확보할 수 없는 불가피한 한계점

통찰력을 추구하는 문화기술자는 적용 가능한 직관을 갖고자 한다. 이에 따라 문화기술자는 두 가지 중요한 어려움에 부딪히게 된다. 먼저 자신이 통찰력을 가져야 하고, 다음은 어떻게 다른 곳에 이것을 적용할 수 있는 가를 보여 주어야 한다. 이와 같은 두 번째 요구를 충족시키기 위하여, 통찰력은 단순한 묘사(기술)와 진실성을 초월한 그 무엇이라고 할 수 있다. 즉 얼핏 보기에는 내용을 훤히 들여다 볼 수 없는 유형의 이해이지만, 오직 분석을 통해서만 일종의 규율처럼 명확해지는 그 무엇이어야 한다. Wolcott(1994, p. 367, 11장)는 타당성이란 용어를 "이해"로 대체시켰는데, 통찰력은 이때 사용된 이해의 준거와 유사하다. 여기에서 이해는 어느 정도는 타당성과 유사한 개념처럼 보인다. 즉, 통찰력의 두 가지 측면인 진실성(내적 타당성과 유사)과 개념적 이동 혹은 적용가능성(외적 타당성과 유사)에 뿌리를 두고 있다.

Richard(1950)의 예에서 *통찰력*은 일종의 구조적 수수께끼와 같은 것이다. 이를 모계제도에 *적용*하였다고 볼 수 있다. 통찰력에 관한 첫 번째 문제는 이와 같은 방법론적 논제는 부분적인 도움만 줄 수 있다는 점이다. 많은 문화기술자들이 방법론을 평가 절하하는 이유는 바로 이러한 점 때문이다. 즉, 통찰력을 얻는 것은 단순한 기법 이상의 것을 의미한다. 이러한 비판은 지금까지도 계속되고 있다. 그러나 그러한 노력에 촉매작용을 하는 연구 방법 전략이 있다. 더 나아가 진실성과 객관성을 향상시키는 전략은 번뜩이는 통찰력을 점화시키는 데 도움을 줄 수도 있다. 여기서 이미 통찰력 있는 정보 제공자의 예를 제시한 바 있다. 장기간의 현장 연구, 재검토 관찰, 도제 역할 및 그 외의 다른 전략들도 이런 기능을 할 수 있다.

통찰력에 관한 두 번째 문제는 연구 전략이 좀 더 직접적으로 도움이 된다는 점이다. 그 이유는 그들은 연구 결과를 세밀하게 묘사하여 이를 언제 어디에 적용하게 될지 명시해 주기 때문이다. 원칙적으로 문화기술자는 자신의 연구 현장 자료를 반복적으로 내외적인 비교를 실시하여 이런 문제를 해결한다. 이론적인 일반화를 위하여 Hammersley(1990, pp. 98-99)가 재검토와 부정하기 위한 관찰 등과 같은 전략을 요구한 것도 바로 이런 이유 때문이다. 이런 방법을 통하여 연구자는 자신의 연구 결과를 정당화하거나 혹은 부인하는 수많은 우연 가능성을 구체화시킨다.

분류학의 문제. 불행히도 비교를 위한 문화기술적 노력은 사회과학의 성가신 딜레마 중 한 가지에 의해 심각하게 훼손되고 있다. 앞에서 Becker의 예를 인용하면서 연구된 결과를 적용할 범주를 결정할 때 민속 분류학에 의한 과오를 언급한 바 있다. 이때 *분류(school)*는 분류학의 단위가 아니라 민속 범주에 해당한다. 모계사회 수수께끼의 예에서 보듯이, Leach는 Richards(1961, 1장)의 모계사회 분류의 타당성에 대해 비판하였다. 비록 Leach가 Richards를 "불공정"하게 비판했음에도 불구하고(Schlegel, 1972, p. 139), Leach는 동일 단어 반복에 따른 분류학(tautological typologies)과 임의 분류학(arbitraty typologies)에 초점을 맞추고 있다. 분류학은 두 가지 측면 즉, 일반화(Mandel, 1996, 1장)와 과학적 방법의 사용(McKelvey, 1982, p. 3) 모두를 위한 "필수조건"이 된다. Whyte(1984)가 언급한 것처럼 생물학의 "발전"은 "인습적이고 일반적인 분류학에서 과학적 연구에 좀 더 유용한 분류 시스템을 갖추게 되면서 이로부터 특히 많은 힘을 얻었다(p. 270)." 이렇게 기초가 부실하게 되면, 문화기술적 "비교는 분명한 일치점에 의존

하여 비교하기 보다는 추론에 의존하여 비교하게" 되고 "외적 타당도에 관한 질문[여기서는 적용성이라고 명명함]은 완벽하게 대답하기 어려워진다(Kidder, 1981, p. 253)."

실증적으로 만들어진 분류학 즉 *폴리세티즘(polythetism)*(Bailey, 1973; Needham, 1975)이라고 알려진 속성에 해당하는 것이 아니라면, 분류학 상의 결함은 크게 약점이 되지 않으며, 민속 비교는 크게 문제되지 않을 것이다. 민속분류학은 분류군(taxa)(예: 특정 유형의 실제 인구 수) 사이의 모노세틱(monothetic) 경계가 명확한 경향이 있다. 그러나 생물학과 사회 과학의 경험적 연구를 보면, 폴리세틱의 경계를 구분 짓기가 애매함을 보여 준다.[74] 폴리세틱 분류 시 하나의 분류에 하나의 구성원을 배정할 수 있을 만큼 충분하게 특성을 나타낼 수 없고, 한 분류의 구성원은 구별가능한 모든 특징을 보여 줄 필요가 없다. 모든 것을 종합해 볼 때, 이러한 속성들은 연구에 좋지 않게 적용되고 있다. 분류군은 겹치거나 "산발적인 유사성"을 보여준다(Needham, 1975, pp. 351-352). 게다가 폴리세틱 분류군은 "더욱 험난하여 심지어 실행하기 힘든" 법에 기초한 비교 방법에 주력한다(Needham, 1975, p. 358). 그들은 "학자적(scholastic)" 또는 한 분류군의 한 일원에 대해 알려진 것은 또한 다른 것에 대해서도 알려진 것이라는 모노세틱의 "대체 원리(substitution principle)"를 위배한다(Needham, 1975, p. 361).[75]

이러한 경계를 윤곽 짓는 문제는 횡문화적 비교를 위한 통계 연구에서 가장 완고한 문제 중 하나이었다. 이러한 문제를 극복하기 위한 노력으로서 일관성 있고 사려 깊고 정교한 방법은 비교문화자료(Human Relations Area Files, HRAF)를 사용하는 것이다.[76] Barnes(1971)는 HRAF의 주요 난제 중 하나는 "가장 단순한 [통계상] 진술문은 추가된 단위들이 다른 것과 동등하지 않다면 아무런 의미를 갖지 않는다"라고 지적한다(p. 67). "횡문화 연구에서 이러한 문제는 문화적인 특색 분포의 문제, 인구의 크기나 차이점, 그리고 가장 험난한 것으로는 경계의 윤곽 짓기 등이 매우 복잡하게 얽혀 있다(Barnes, 1971, pp. 66-72; Van Maanen, 1988, p. 21). 이러한 분류상의 문제는 맥락의 문제와 관련이 있다"(Stewart, Learned, Mandel & Peterson, 1995, p. 177).

Aunger(1994, 1995)와 같은 통계 중심적 현장 연구자는 연구가 이루어진 시점에서 "공통적 요소들"의 효과를 확인하려고 노력한다(1995, p. 113). 문화기술적 관점에서 볼 때, 이런 식의 추상화 과정에는 그 의미를 구성하는 체계적 맥락 안에서의 관찰이 제거되었다(Frayser, 1996; Ragin, 1987; Strathern, 1987). Abbott가 반대하듯이, Aunger는 친족, 지위 등의 진실은 "분리할 수 있다"고 가정한다. 그러나 "이들은 서로 관련되어 있다"라고 주장한다(Abbott, commentary in Aunger, 1995, p. 115). 이러한 이유 때문에 "각각을 종류에 따라 그룹으로 묶는 것이 더욱 알맞다." 이와 같이 Abbott가 제안한 해결책은 분류학적인 것이다. 모계사회의 수수께끼의 예(Schlegel, 1972, p. 138)에서 보여주듯이, 문화기술적 연구에서의 개념 찾기는 기껏해야 폴리세틱상(어느 정도) 비슷한 맥락 또는 체계를 비교하는 정도이다.

구조적 비교 혹은 동시대적 비교에서 직면하는 문제들은 다분히 해결하기 쉬운 것이 아니다. 게다가 과정을 비교하거나 어떤 사실을 역사적으로 통시대적으로 비교하는 경우라면 더더욱 그러하다. HRAF의 훌륭한 방법 덕분에, 만약 구조 또는 체계를 동시대적으로 비교해 보고자 하는 경우, 책과 기사(예: Ember & Ember, 1997; Murdock 등, 1987; Naroll, 1970b), 학술지(Cross-Cultural Research), 웹사이트(www.yale.edu/hraf/home.htm) 및 "파일" 자체(이는 전 세계적 문화기술적 자료를 인덱스화 한 거대한 기록이다)에 구체화된 방법론적 노하우의 도움을 받을 수 있게 되었다.[77]

만약 어떤 과정에 대하여 동시대적인 비교가 아니라 통시대적으로 비교하고자 하는 경우에는 개척자와 같은 자세를 지녀야 한다. 그렇다고 하여도 낙관적인 것이 있다. Abbott, Abell 및 Heise같은 사회학자들은 시간에 걸친 사건들의 패턴을 비교하기 위한 절차를 개발하였다(Abbott, 1992, 1997; Griffin, 1992; Morse, 1998, 2장). 아직은 이러한 기법들이 문화기술적 연구에 묘사된 일시적인 패턴을 조직화하기 위해서만 사용될 뿐이다. 그럼에도 이와 같이 공백(lacuna)이 있는 분석법을 공공연히 과정적인 문화기술적 연구에까지 적용하고 있다. 즉 장기적인 문화인류학 계획(Foster 등, 1979) 뿐만 아니라, 문화기술적 "광범위한 사례" 연구인 Rhodes-Livingstone-Manchester 모형(Van Velsen, 1967)에까지 이를 적용하고 있다. 그러므로 과정적 비교를 하고자 하는 경우, 과정적인 계층의 분류학은 제껴

버리고 시간적 패턴을 발견하는 이점도 얻지 못한 채, 오직 대처 과정만 고려하게 될 수도 있다.

연구 대응 전략

전략 1: 자료에 대한 심층적 고려

자료 처리, 즉 Walcott(1944)가 자료 변환의 분석적 측면이라고 명명한 자료 조작은 잘 다듬어진 절차와 최신 컴퓨터 기술을 사용하게 되면서 보다 효율적이고 일관성 있게 이루어졌고, 좀 더 잘 정리할 수 있게 되었다. 그러나 이와 같은 자료 처리 방법을 근거로 정당화시킬 수 있는 방법은 *자료 처리 절차를 자세하게 설명함으로써* 객관성을 입증하는 것 밖에 없다. 이렇게 요란하게 보증하려는 것은 다음의 두 가지 이유 때문에 문자 그대로 진실이 아닐 수 있다. 첫째, 모든 유형의 연구는 의문의 여지를 남기고, 연구 결과를 조작할 기회를 갖게 한다는 점(Fox, 1994; Goodstein, 1991)이다. 둘째, 문화기술적 연구에서는 자료를 고려한 방법을 완전하게 설명할 수 없다는 점이다. 이러한 이유는 절차상 복잡한 이유라기보다 진심으로 무엇이 문화기술적 연구인지 알아가는 사회적으로 내재된 절차로부터 완전히 이해할 수 없기 때문이다. 문화기술적 연구란 처음부터 끝까지 자료의 분석 단위, 관찰하기, 명명하기, 부호화하기, 다른 사례와 문헌 고찰하기, 메모하기, 이론화하기 등을 포함하는 정신적 활동 영역에서 비직선적인 순환 과정을 거친 비교를[79] 특징으로 한다(Agar, 1991). 문화기술적 자료의 숙고는 특이하고 "굽어진 경로" 안에서 얽히게 된다(Siedel 등, 1988, p. 3-10; Bailyn, 1977).

그러므로 엄격한 측면 혹은 평가적 측면에서 볼 때, 자료 사용 방법은 이미 앞의 단원에 포함시켰어야 했다. 그러나 연구자의 입장에서 좋은 방법이라는 믿음이 없이 연구 방법을 처방할 수는 없다. 문화기술적 연구이건 기타 다른 연구 방법이건 간에 목적을 달성하기 위해서는 연구 전략에 대한 믿음이 필요하다. 만약 연구자의 일원으로 자기-훈련 과정임을 가정하고 있다면, 자료 처리도 진실성을 높일 수 있도록 노력해야만 한다고 주장할 수 있다. 그들의 연구 결과와 일치하지 않는 부분을 확인하는 연구를 실시하여 이러한 목적을 달성하는데 직접적인 큰 도움을 받을 수 있다. 상세하게 명시할수록 객관성을 높이기 위한 노력에 도움이 된다. 이러한 절차는 문화기술자의 경로 기록을 도와주고 통찰력을 높이려는 양심적인 연구자의 노력에 보탬이 될 수 있다.

영감과 노고. 자료를 심사숙고하는 절차는 진실성과 객관성을 확보하는데 도움이 된다. 이는 대부분의 문화기술자가 통찰력을 얻기 위한 노력에 필수적인 요소이다. 드러나지 않은 것을 꿰뚫어보는 직관이 영감처럼 발생할 수도 있지만 이는 문화기술자가 방대한 노력을 기울인 후에야 일어난다. 이러한 노력은 연구자로 하여금 자료 조작을 일직선이 아닌 "구부러진" 자료 처리 과정 안에서 들여다보도록 해주며(Seidel 등, p. 3-10) "여러 순환 주기" (Agar, 1991)를 거쳐 자신의 경로로 나아가게 해 준다(Agar, 1991, p. 193).

문맥 해체, 메모, 재문맥화. 자료에 심층적으로 대면하기 위해 자료를 준비할 때 문화기술자는 어느 정도의 시간을 투자하여 앞으로의 일을 계획하면서 자료를 관리해야 한다(Werner & Schoepfle, 1987, vol. 2, p. 267). 이러한 준비를 갖추면서 초기의 인덱싱과 코딩 작업은 이후에 언급될 *문맥 해체, 메모,* 그리고 *재문맥화* 등 다음의 과정에서 사용될 연구 방법을 준비해야 한다(Sanjek, 1990a; Schensul, 1993; Tesch, 1990, p. 251).

자료와 개념들로 이루어진 문화기술적 연구의 혼돈스런 과정은 문맥 해체, 메모, 재문맥화라는 오랫동안 지속되어 온 핵심적 순환 주기에 초점을 맞추면서 차츰 단순화될 수 있다. 경제학자가 말한 것처럼, 일을 쉽게 하기 위해, 자료 관리 소프트웨어를 사용하고 현장 노트를 읽고 인덱싱하는데 세심한 노력을 기울이게 되었다고 가정하자. 이런 사전 예비 조치는 이론 개발의 진행 과정을 용이하게 해준다(Richards & Richards, 1994). 일부 문화기술자에게 있어서, 이와 같은 과정은 나중에 자료를 조회하는데 들이는 수고를 덜어주는데 더욱 의미가 있다(Emerson 등, 1995, pp. 151, 230 n.3).[80] 그러나 자료를 심사숙고하는 것은 Seidel 등(1988)

이 말한 "문맥 해체" 라는 하부 단계에 이르러 보다 체계적으로 이루어진다.

문맥 해체는 인덱스 단어로 표시된 원 자료 분절을 컴퓨터로 검색하면서 수행하게 된다. "원래의 문맥으로부터 발견한 자료에서 어떤 것들을 제거하고 새로운 문맥, 즉 모든 비슷한 문맥으로 옮겨놓기가 요점(Seidel 등, 1988, p. 9-1)" 이라고 Ethnogarph라는 소프트웨어 개발자는 설명한다. *문맥 해체*는 예를 들면 3월에 관찰된 행사에 기록된 58번째부터 85번 줄에 삽입된 것이라기보다, 나눠진 인덱스 단어와 4월에 기록된 말하기 행사의 본문 303번째에서 312번째 줄에 따른 자료 분절을 재구성하는 것이다. 이것은 주요 정황으로 가는 길을 잃어버렸다는 것을 의미하는 것은 아니다. 심지어 이런 자료를 추출하는 단계에서도 많은 원본 부분의 정황들이 보관되어야하며 또한 보관된다. Ethnogarph라는 소프트웨어 탐색의 예에서 시간, 공간, 화자, 다른 행위자, 정확한 파일 위치, 그리고 잠재적인 다른 세부 사항들이 보관된다(Seidel 등, 1988, pp. 9-29; Tesch, 1990, pp. 251, 264).[81]

"개방" 코드와 인덱스 단어에 의해 반영되는 1차직 구성개념(First-order construct)은 문화기술자가 자신의 자료에서 발견한 어느 것에든 적용된다. 결과적으로 인덱스 단어의 전체는 최악의 경우에는 난국이고, 최선의 경우 이론 개발이나 현상을 묘사하기 위한 미숙한 안내가 된다. Emerson 등(1995)은 "궁극적인 목표는 이런 개념적인 확장으로부터 벗어나 일관성 있고 관찰된 사회적인 삶의 단면에 초점이 맞춰진 분석을 만들어 내는 것이다(p. 142)" 라고 지적한다. 이것은 자료로부터 싹트고 잡초가 제거된 복잡한 주제들로부터 "핵심 주제 선택하기" (p. 157)를 필요로 한다.

다른 문화기술적 연구 과정에서와 마찬가지로, 화제가 될 초점은 기존의 이론들, 자료, 그리고 이러한 자료가 영감을 주는 개념들에 관한 잦은 숙고와 함께 되풀이 되면서 이루어진다. 이러한 노력을 통해서 연구자는 부차적인 자료, 주석, 또는 메모의 형태로 분석과 해석에 대한 여러 가지 생각들을 기록해 나갈 수 있다 (Emerson 등, 1995, p. 100; Strauss, 1987, pp. 81, 127). 일단 이러한 생각이 장래성 있게 비춰지면 연구자는 *재문맥화*를 위한 준비를 갖추게 된다. 이 단계에서 문화기술자의 목표는 경험적 탐색이나 이론화 작업을 진행시키는 것이다. 연구자가 만들어냈거나 특히 중요하다고 생각하여 선정해 놓았던 "포괄적인" 주제에 관해 모아 두었던 자료에 다시 초점을 맞추면서 이를 진행시킨다(Emerson 등, 1995, p. 159).[82]

문화기술자는 2차 인덱싱을 전개해 나가면서 이를 수행한다. 2차 인덱싱은 1차 인덱싱과 두 가지 측면에서 차이를 보인다. 첫째로 이것은 주요 주제 혹은 탐색 선상에 있는 새로운 문맥에 맞추어 이루어진다. 이러한 주제는 1차 인덱스 단어를 심사숙고하여 얻어진 것이다. 그러나 이들은 1차 개방적 인덱싱 동안에는 연구자의 마음에 쉽게 떠오르지 않았던 것들이다. 둘째로 이러한 인덱싱은 1차 인덱스 단어와 코드를 총괄하고 의미를 모아주고 우선적으로 중요한 의미를 지닌 추상적 개념을 산출한다. 실례(illuslration)는 이러한 생각을 명료화시켜준다. 이것을 *실례*라고 부르는 이유는 예(example)가 대표적이고 또 전형적인 것을 암시할 수 있기 때문이다. 또한 나는 어떠한 것이 전형적인 실무인지 어느 누구가 아는지에 대해 의문을 가지기 때문이다. 그러나 다소 위로가 되는 점은 실례의 개요는 Emerson 등(1995, pp. 159-160)에 의해 규정된 절차와 비슷하다는 점이다.

문제가 되는 사례 안에서, 나는 사회 연결망 독점, 자원 생성 및 회사의 독재적 운영 간의 상호관련성에 관해 연구하고 있었다(Stewart & Krackhardt, 1997). Emerson(1995)의 "일관성 있고 초점이 맞춰진 분석"(p. 142)을 목표로 한 연구를 위해서 그리고 문화기술적 "이야기"(Van Maanen, 1988)를 특징으로 하는 사회문화적 기술을 성취하고, 장소 특이적 맥락에 민감해지기 위하여, 1차 인덱스 단어들만으로 조회되는 것과는 다른 식으로 자료를 재조직할 필요가 있었다. 이 사례에서 등장한 주제 중의 하나는 직원들과의 마찰을 기업가가 해결하는 방법이다. 즉, "말 잘 듣는 종업원"은 계속 종업원으로 남았고, 기업가에게 대항하는 사람은 그렇지 않았다. 많은 문화기술적 연구에서와 같이, 이러한 주제는 이야기 방식의 서술과 3차적 추상 개념으로, 이 경우에는 기업가가 자신의 위치를 보존하는데 사용된 노동시장의 힘의 도입을 통합시키고 있다.

이와 같은 추상 개념은 개방 인덱싱 단계에서 알고자 했던 것보다 더욱 통합적이고 복잡하다. 어떤 것도 명백하지 않았던 시기, 즉 2차 추상 개념에 대해 고려했던 직후에 나는 이런 것들을 깨닫게 되었다. 예를 들어, 이러한 2차 추상 개념 중의 하나는 핑키(Pinky)가 그의 직원을 통제하고 사회화하는 방법이었다. 이 추상 개념이 만들어졌던 파일에는 지시, 통제(작동), 복사, 훈련, 훈계, 지시, 리더, 합법, 관리, 철학, 표준, 자극, 및 훈련 등이 포함된 인덱스 단어 묶음을 기초로 한 것이었다. 위의 보기 중 그 자체로는 어떤 것도 2차 추상 개념을 검색하는데 충분하지 못했을 것이다.

통합적인 메모의 도움으로 Ethnogarph라는 소프트웨어에서 검색하여 선정한 자료 분절을 짜깁기하여 2차적 이야기를 만들었다. 소프트웨어에서 검색한 것은 특정 주제에 초점을 맞추어 이와의 관련성에 따라 이전에 선택되어 우선순위가 매겨지고 군락지어 놓았던 자료들로서, 이들은 인덱스 단어에 의해 꼬리표가 부여된 상태이었고, 이에 따라 이들 자료들을 검색해낼 수 있었다. 2차 추상 개념은 말 그대로 인덱스와 부호화된 단어들의 조합 그리고 정의(이를테면 1차 추상 개념) 속에 있지 않으며, 또한 근거이론에서와 같이 개념, 하위 개념 및 차원으로 이루어진 연결망 속에도 없고, 오히려 컴퓨터 파일 자체 안에 존재한다. 그 이유는 Ethnogarph나 다른 유사 소프트웨어에 의해 조회 결과가 디스크에서 찾은 결과를 프린트할 수 있어서, 워드프로세서를 사용하여 자료를 추리고 재구성하고 파일과 파일 사이를 이리저리 옮겨 다닐 수 있기 때문이다.[83]

무엇을 기록해야 하는가? 소프트웨어 안에서의 자료 처리 기법은 형식적으로 1차 2차 이외에도 그 이상 몇 차원의 인덱싱이나 분류도 손쉽게 구현할 수 있다. 그러나 자료에 대한 심사숙고 과정은 좀더 본질적으로 암묵적인 지식이나 창조적인 통찰력에 의해 이루어진다.[84] 그러므로 문화기술자는 이야기의 부분적인 것만 기록할 수 있다. 즉, 형식적이고 명확한 부분만 기록할 수 있다. 분명히 이것은 결코 용이하지 않은 조건임에도 불구하고 이런 이야기의 형식적인 부분에 대해서 공식적인 관심을 기울일 가치가 있다.

방법론에서 논의할 때, 자료를 어떻게 숙고했는지 기록해야 하지만, 얼마나 자세히 기록해야 하는가? 만약 전통적인 연구자의 안목에서 문화기술적 연구를 합법화시키는 것을 주요 목적으로 한다면, 많이 기록할수록 좋다. 결국 이런 논의는 컴퓨터 기술의 사용을 가정하고 있다. 그러나 통찰력을 얻게 된 경로를 기술하는 것이 주 목적이라면, 단순한 기록만으로도 이런 목적을 달성할 수 있다.[85] 문화기술적 연구의 비문화기술적 사용, 예를 들어, HRAF 연구 및 이후의 반복 연구에서 시도할 필요가 있는 다소 특별한 환경 같은 것은 예외가 될 수 있다.

자료에 대한 숙고 또는 Sanjek(1990a)이 말한 "문화기술적 텍스트와 현장 노트와의 관계" 등의 기록에 대하여 잘못 정의된 것이 있다. Sanjek은 Agar(1986a)의 *Independents Declared*를 실례로 제시하였고, Agar의 기술(pp. 178-179)은 대부분의 것들보다 좀 더 명확하게 제시되었다. 그러나 여기서 필사본의 페이지 수, 자료 분절의 수, 즉 인덱싱 정도에 대한 대략적 측정치, 그리고 이들 자료가 분석에 사용된 백분율을 언급할 때는 여전히 난감하였다.

일반적으로 연구 평가자는 문맥 해체, 메모, 재문맥화에 사용된 절차의 *개요*를 기대한다. 예를 들면, 어떻게 인덱스와 코드가 우선순위화되고 고차원의 추상 개념을 형성하는데 엮어졌는가? 재문맥화된 추상 개념은 대부분 기술적인가, 개념적인가, 아니면 이 두 가지 모두인가? 회의적인 평가자는 부정하기 위한 관찰이나 재검토를 위해 어떤 방법을 사용하였는지 알고 싶어할 것이다. 평가자와 열성적인 독자는 중요한 인덱스나 코드 단어에 대한 것을 알 필요가 있다.

전체적인 세부 사항은 방법 부분에서 너무 많은 부분을 차지할 수 있다. 그러나 그것은 대안적인 형태로 제공될 것이다. 아마도 그것들의 정의와 함께 인덱스나 코드 단어 전체를 발행하기 위해 부록이나 웹 사이트를 사용할 수도 있다. 이러한 자료는 인덱스나 코드 단어 마다 자료 분절의 수를 열거할 수 있다. 그리고 이는 용어가 인덱스 단어로 쓰였는지 코드 단어로 쓰였는지, 아니면 두 가지 모두로 쓰였는지 알려준다. 또 선험적 문헌에 근거한 것을 토대로 한 것인지 판단할 수 있다.

이론에 대한 솔직성. 이렇게까지 상세함을 요구하는 이유는 Sanjek(1900a)이 명명한 "이론에 대한 솔직성"(pp. 395-398)을 근거로 한다.[86] 여기서 Sanjek이 의미하는 것은 원칙을 명확히 하고 이론적으로 표본 추출하는 것을 의미한다. 이러한 목표를 달성하기 위해 어느 정도로 상세해야 할까? 어떤 학자는 개념의 "완전한 네트워크"(Hammersley의 용어)를 상세화할 필요가 있다고 주장할 것이다(Brewer, 1994; Hammersley, 1990, pp. 75-78; Werner & Schoepfle, 1987, 1권 pp.

312, 316, 335). 일반적으로는 연구자들이 써 내려간 글의 본문에서 의미하는 원칙을 해석하는 수밖에 없다. 방법적 논의에서 이론적 표본 추출을 바로 앞에서 다룬 정도로 적절히 기술할 수 있다. 즉, 자료의 범주와 사용된 주요 개념 및 높은 수준의 추상적 개념이 생성된 과정에 대한 개요이다. 이것으로 충분하다. 문화기술적 분석은 아이디어를 개입시키고, 머릿속에서 이러한 생각을 나타내는 자료 분절을 찾거나 혹은 정반대로 아이디어를 개입시키는 것이다. 자료를 고려하면서 떠올린 인덱스 용어로 정렬된 패턴 안에서 심사숙고 대상인 자료 분절뿐만 아니라 이러한 노력의 결과 얻어진 개념까지 얽혀서 표현된다.

다른 문화기술적 연구와의 비교. 이러한 순환에서 힘들게 만들어진 개념은 개인의 특이한 경험을 포함하여 여러 자료로부터 영향을 받거나 이들로부터 도출된 것일 수도 있다. 그런데 방법적 설명을 목적으로 하여, 이러한 개념들을 병합할 수 있을 만큼 학술 문헌들은 다양하게 존재하고 있다. 그러므로 궁극적으로, 이론에 대한 솔직성을 갖추게 되면, 다른 문화기술적 연구의 글쓰기에서 인용 문헌으로 이용될 수 있을 것이다. 문화기술적 저술 속에서 이와 같이 오랫동안 이어져 온 학자적 전통은 인용된 학자를 신용하는 것일 뿐만 아니라 문화기술적 연구 안에서 문헌에 기반을 둔 비교의 한 부분으로서도 신용을 인정받는 셈이 된다.[87]

전략 2: 탐색

문헌 고찰은 현장 연구 이후 "표본 추출"할 때 주요 요소가 된다. 적어도 통계 중심적 연구자는 이런 과정을 잘 이해할 것이다. 만약 그들이 문화기술적 자료 사용을 조사하려고 한다면, 그들은 심사숙고할 때 선택한 것, 즉 현장 노트 관찰, 기억, 발표된 연구 자료, 이론적 추상 개념 또는 정신적인 경험(March, Sproull & Tamuz, 1991) 등이 표본 추출되었다고 말할 것이다. 이는 맞는 말이기도 하지만 오해가 있다. *통계 중심적 연구자는 대표성을 추구하며 "표본 추출"을 한다. 문화기술자는 발견을 추구하며 "탐색"을 한다.*

사람들은 자신이 흥미롭다고 생각하는 것을 끈질기게 찾아가며 탐색하게 된다. 탐색이란 탐구이다. 이것은 정돈되거나 포괄적인 처방을 의미하는 기술이 아니다. 그럼에도 불구하고 탐색은 개별적인 것이 아니다. 연구 현장 자체에서만 흥미로운 발견, 즉, 순전히 개별적인 발견은 꽤나 직관적일 수 있다. 그러나 이는 적절성이 부족하기 때문에 통찰력이 있다고 말할 수는 없다. 비슷한 이유로, 그것은 진정으로 "흥미로울 수" 없다. Davis(1971)과 Weick(1979, pp. 51-60)이 말한 것처럼, 흥미로운 주장은 독자의 상상을 혼란스럽게 한다. 이러한 상상들은 재형성되면서 (어리석은 주장이라고) 제거되지도 않고 (관련이 없는 주장이라고) 무시되지도 않는다.

우리의 관심을 끄는 탐구는 적용가능하고 흥미로운 통찰을 위한 탐구이기 때문에 전적으로 개별적이지 않다. 이것을 관례화할 수는 없으나 대략적인 개요는 적어둘 수 있다. 이 개요를 설명하기 위해서 나는 불완전하기는 하지만 먼저 탐색의 위치, 즉 현장 위치를 선정하는 문제로 돌아간다. 그리고 이 현장의 위치에서 통찰력을 얻었는지에 관해 생각하고자 한다. 둘째, 탐색의 대상, 즉 발견물에서 어떤 것이 보고되어야 하는지를 선정하는 문제점에 대해 다루기로 한다.

연구 장소 선정. 문화기술적 탐색은 연구해야 할 현장 위치의 선택과 함께 시작된다. Katz(1997)는 다음과 같은 사실에 의해 연구 장소를 선택하는 경향이 있음을 맹렬히 비난하고 있다. "문화기술자는 여러 외적 요인(예: 가족과의 관련성, 돈을 벌기 위해)에 의해 연구 현장에 들어가서, 본질적인 문제에 대한 정의에 의해 인도되지 않은 채 정보를 모은 다음, 우수한 전략적 자료가 나타난 장소에서의 사회적 과정을 밝히려고 노력할 것이다(p. 412)." 만약 연구자들이 자신이 어디로 가고자 하는지 알고 있다면, 그것은 만족스러운 일이 될 것이다. 그러나 Weick(1979)의 주장처럼, 인간의 지각에서의 전형적인 경로는 "행위가 생각에 우선한다"는 점이다(p. 194). 만약 기회주의를 따르는 것이 꽤 괜찮은 전략일 수 있는 문화기술적 연구의 실무 경험을 통해 추정해 볼 때, 더욱이 선견지명은 발견을 위한 전제 조건에 해당되지 않는다.[88]

현장으로 들어가기 전에 어디로 가려고 하는지 결정할 방법이 없을 수도 있다. March 등(1991)은 "우리는 정보 제공력이 없는 것들로부터 정보 제공력이 있는 단일 사례를 구분해내는 공통된 개념을 가지고 있지 않다."(p. 10)라고 주장한다. 문화기술적 연구와 사례 연구에서는 실제로 현장에 진입하기 이전에 안내자 역할을 해주고, 사실이 나타난 뒤 평가를 위한 토대를 마련해 줄 수 있는 "공통된 개념"이 존재한다. 문제는 이러한 개념이 없다는 점에 있기 보다는 현장 진입 이전에 이러한 공통된 개념을 대안적인 연구 장소를 평가할 수 있는 규칙으로 변경시킬 수 있는 능력이 문제이다.

일반적으로 연구 장소를 선정하는 기준은 새로운 지식을 발견하려는 직관적 의미 측면에서 "탐색"할 흥미를 자극시킨다. 예를 들면, "이상적이거나 예외적인 것을" 드러낼 수 있는 연구 장소가 이에 해당한다(Schofield, 1990, pp. 217-221). 마찬가지로 사례 연구자들에게는 "극단적이거나 독특한 장소," 그리고 "계시적인" 연구 장소로 들어가라고 권유한다(Yin, 1984, p. 43; 강조점은 제외시켰음). 이러한 연구 장소를 찾기 위하여 문화기술자는 장소의 위치뿐만 아니라 사회 드라마와 결정적인 사건을 목격할 기회를 얻기 좋은 시간적 측면(Gersick, 1994)도 고려할 필요가 있다(Pettigrew, 1990; Turner, 1957).

Mitchell(1974)은 문화기술자가 찾아내야 하는 연구 장소에 대한 논의에서 사회적 드라마와 예외적인 사건을 탐색하는데 토대가 되는 원리를 설명하고 있다. 이는 "연구 장소가 매우 특이하여 이 곳에 내재된 원리를 매우 선명하게 잘 드러낼 수 있는(p. 204)" 곳이다. 기어츠(1976)의 잘 알려진 이론에서도 문화기술자의 목표를 보면, "다른 사람들을 위하여 가까이에서 경험한 것의 개념을 파악하고, 사회적인 삶의 일반적인 특성에 대하여 이론가들이 이미 작성해 놓은 경험과는 거리가 먼 개념과 연계시키는 것이다(p. 224)." 이러한 연결은 이동 가능성이 있는 직관을 갖춘다는 의미가 되고, 이는 곧 문화기술적 연구를 위한 통찰력의 기초가 된다.

현존하는 이론이나 구성 개념을 갱신시키기 위한 탐색은 매우 제한적이고 직관에 어긋나는 것이기 때문에, 일부 연구 장소에 대한 선정 기준은 "탐색"에 대한 관심을 자극시킨다. 예를 들어, 바람직한 연구 장소의 특성은 기존의 문화기술적 연구 결과를 조망해준다(Johnson, 1990). 나는 객관성(노트 36번) 확보를 주 목적으로 다시 연구를 실시하는 것은 무의미한 것이라고 이미 주장해왔다. 그러나 진실성을 확인하기 위한 재탐색은 무의미하지 않다. 즉, 관찰 경로를 재점검하기 위해서 다시 한 번 이끌어내는 경우가 이에 해당한다. 반복 연구(혹은 재연구라고도 말함)는 구성 개념을 확장시켜주고, 구성 개념의 적용 가능성을 확인해 준다는 점에서 통찰력을 향상시킬 것이다.

한 연구 장소를 선정하게 되는 직접적인 동기는 부정하기 위한 관찰이 가능한가이다. 이러한 연구 장소에서의 연구는 일종의 "결정적 사례 검증"(Eckstein, 1975/1992, pp. 152-163)이 될 수 있다. 결정적 사례 검증에는 두 가지 전제 조건이 있다. 첫째, 부정하기 위한 관찰을 정의할 수 있을 만큼 이론이 충분하게 "잘 형식화되어 있거나(Yin, 1984, p. 42), "규칙성"(Eckstein. 1975/1992, p. 157)을 지니고 있어야 한다. 둘째, 이론에 따랐을 때, 이론과 일치하는 혹은 일치하지 않는 모든 특성, 심지어는 이론상 예견할 수 있는 모든 특성을 해당 연구 장소에서 의심의 여지없이 모두 관찰할 수 있어야 한다(Ragin, 1987, p. 52).[89]

우연성 탐구. 문화기술자는 연구에서 얻은 통찰력을 자신의 사례에 적용해 보기도 하고 다른 사례나 다른 통찰력 및 다르게 이론화된 것들과 비교해보면서 자신의 통찰력이 상호작용적으로 적절한지 구체적으로 확인함으로써 자신의 통찰력을 어디에 적용할지 결정하게 된다. 첫 번째 탐색 전략인 자료에 대한 심사숙고를 논의할 때 이러한 과정은 대체로 기법적인 문제로 제시되었다. 이 때에는 비교를 통해 적용 가능한 점을 모색하려는 문화기술자의 *탐색적* 노력을 무시했었다. 적용가능성은 다음의 세 가지 방법을 통해 발견할 수 있다. 첫째, 연구 장소 내에서의 이론적 표본 추출이고, 둘째, 문헌 고찰 혹은 어디선가 사용한 적이 있는 용어인 "도서관 자료"를 이용하는 것이다. 비교적 손쉬운 방법에 해당했던 지금까지의 두 방법을 모두 사용하였다면, 마지막 방법은 꼼꼼하게 선택한 연구 장소에서 다시 새로운 현장 연구를 실시하는 것이다.

연구 장소 안에서의 이론적 표본 추출은 재점검, 부정을 위한 관찰 및 해묵은 이해를 붕괴시키기 위한 적극적인 방법에 해당하지만, 이 책에서는 이에 대해 깊이 언급하지 않았다. 여기에서 해묵은 이해를 무너뜨리는 것을 *직관적 진실 파악(epiphanies)*이라고 불러야 한다. 문화기술적으로 직관적 진실 파악은 무한한 공급 속에서 발생하는 것이 아니다. 방법론적 관점에서 볼 때, 이는 관심 현상과 관련지어 "최대한 다양한" 연구 장소를 선정하면서 활성화된다.[90] 탐구적인 문화기술자는 궁극에는 모든 관찰 가능한 변이가 더 이상 나타나지 않음을 발견하게 될 것이다. 여기에서 문화기술자는 "많은 국지적 변이를 보여주는 복잡한 현상에 대하여 추상적이고 타당성 있는 모형들에 관심을 둔다고 가정한다. 그런데 이러한 가정은 Barth(1989, p. 125)는 지나치게 낙관적으로 보았다.

연구 장소는 종교적인 연합, 가계 소득, 정치적 연루 정도 및 글로벌 경제 법인 회사 등 다양한 범위의 가능성을 지닌 변이를 포함하게 될 것이다. 그러나 전혀 변화가 없을 수도 있다. 즉, 생태학적 적응 양식, 정치 제도, 혹은 세금 제도 측면에서 전혀 변화가 없을 수도 있다. 이와 같이 지역적으로 불변하는 차원의 변이는 도서관 탐색(Glaser & Strauss, 1967, p. 176)을 통해서 보다 효율적으로 확인할 수 있다. Rosenblatt(1981)가 관찰한 것처럼, 도서 비교는 문화기술자가 이용 가능한 "문화 내에서의 한정된 비교 자료"(p. 218)를 확장시켜줄 수 있다. 그러나 Glaser와 Strauss(1967, pp. 180-183)가 인정하듯이 이러한 비교는 이론 구축 요건에 모두 맞출 수가 없다. 그들은 아마도 HRAF를 이용하여 어느 정도 확장시킬 수 있을 것이다. 그러나 이것 또한 많은 제한점이 있다(Stewart 등, 1995). 만약 문화기술자가 특별히 맞춤 제작된 관찰을 하고자 한다면, 종종 그들 스스로를 대상으로 한 일차 연구를 수행해야만 할 것이다.

일부 목적을 위하여, 문화기술자는 역사 연구를 통하여 관찰의 범위를 확대할 수도 있다(Comaroff & Comaroff, 1992; Lewis, 1968). 그러나 역사적 기록이 비록 이용 가능할지라도 관심 분야에 대한 특정한 세부 가능성을 포함시킨 기존에 발표된 문화기술지와는 차이가 있을 것이다. 그 차이점을 나타내는 이유 중 하나로서 자료 측면에서 말한다면, 기어츠는 문화기술자의 그림을 "축소형 그림"(1990, p. 322)이라고 불렀는데 이에 비하여 역사가들은 좀 더 큰 캔버스, 즉 기어츠가 "벽화"(1990, p. 322)라고 일컫는 그림을 그린다고 볼 수 있다. 그래도 부정하기 위한 관찰이나 재검토의 경로를 확인하고 싶은 경우에는, 다양한 연구 장소에서 손수 관찰하는 방법밖에 없다.

이를 근거로 "짝짓기 비교" 연구나 사례 반복 연구를 하게 된다. 여러 연구자는 여러 장소에서의 사례 연구를 권장해 왔다.[91] 그러나 문화기술자는 이러한 권고를 거의 따르지 않았다. Wolcott(1994)는 문화기술자들의 이러한 응수에 대해 "여러 장소에서 현장 연구를 할 때 위험한 점은 섣부른 양적 연구를 야기하면서 상황적 맥락을 잘 반영하는 질적 연구를 포기할 수도 있다는 데 있다"(p. 182). Schofield(1990)가 주장한 대로 여러 장소에서의 연구는 비용이 많이 들고 시간을 많이 요하면서, 좀더 폭넓은 영역을 커버하기 위해 심층적 이해를 포기하지만, 결국은 통계적으로 의미있는 대상자 수를 얻는데 실패한다. 만약 연구 질문이 분포에 관한 문제라면, 이런 경우는 결국에는 조사 연구를 수행하는 수밖에 없다(Agar, 1996, p. 46).

통계적 일반화를 위하여 여러 장소에서 연구하는 것은 비판받아 마땅하다. 그러나 짝짓기 비교나 사례 반복 연구를 비판하는 것은 타당하지 않다. 이와 같이 여러 장소에서 다소 신중한 방법으로 연구하는 것의 목적은 폭넓은 탐색에 있다. 이 두 가지 방법은 모두 한 연구 장소에서의 상세한 탐구 경로가 다른 연구 장소에서도 지속되게 해준다. 여기에서 다른 연구 장소들을 선정할 때에는 단일 연구 장소의 변이를 최대화시켜주는 곳이거나 연구 결과를 부정할 가능성이 높은 곳을 선택한다. 이러한 필수성을 위해서는 노력이 뒤따른다. 우선 제한적이고 대체적으로 희귀한 연구 장소는 확인하기가 어렵고, 그 다음은 접근하기가 어렵다(Stewart, 1990).

이론, 비교, 실무와 관련된 세부 사항 보고하기

어떤 점에서 보면 아무리 고집스런 현장 연구자라 할지라도 글쓰기 과정에서는 탐색을 멈추거나, 적어도 자신이 발견할 수 있는 것으로 관심을 돌리게 된다. 이 단계에서 문화기술자는 탐색 과정에 대하여 어떻게 기록해야 하는가? 관례상, 아주 엉성한 방법론적 논의라 할지라도 현장 연구 장소에 대해서는 언급하게 된다. "17개월 동안, 연구자가 캐나다 주식 중개인의 비밀 모임인 Bongo Wongo들 속에서 참여 관찰을 실시했다"라는 글귀에서 볼 수 있듯이, 이러한 논의는 서술적으로 기술하는 경향이 있다. 만약 반복 연구, 짝짓기, 여러 장소에서 이루어진 연구, 혹은 결정적인 사례 검증 등을 포함한 연구 설계였다면 좀 더 많은 부분에 대해 논의되어야 한다. HRAF를 사용한 경우와 같이 지지해주는 문헌을 추적하려고 특별히 노력을 기울이는 것도 인정할만하다. 이외에도 일반적으로 또는 연구 결과 속에 반성적으로 탐색의 흔적이 적절히 남아있을 때도 있다. 방법론적 논의가 탐색과 동일하다면, 방법론적 논의, 또는 이 책은 필요하지 않을 것이다.

탐색가들이 발견하려고 하는 것은 그들이 탐색을 위해 사용하는 방법에 비해서 훨씬 더 중요한 것이다. 연구 평가자나 다른 방법론자들이 논문 투고 규정을 구체적으로 발표할 때 이러한 특성을 잘 반영하여야 한다. 중요한 것은 발견의 과정이 아니라 무엇을 발견하였느냐이다. 문화기술자는, Audrey Richard의 상세한 문화기술자 경로를 따르는 것은 물론이고, 모계사회의 수수께끼를 독자적으로 발견하기 위하여 금세기 중반의 Bemba를 연구할 필요는 없을 것이다.

이러한 원칙은 실험실 과학자에게도 적용된다. 만약 다른 연구실에서 서로 다른 연구 방법으로 상온 핵융합에 관한 Pons와 Fleischmann의 주장이 동일하게 재연되었다면, 이러한 주장은 계속 지지될 수 있을 것이다(Johnson, 1990, pp. 15-16). 이런 경우 실험 절차 상 세부적인 차이가 있었다면 다시 고려할 필요가 있다. 왜냐하면 실험 과학의 연구 결과는 실험 절차와 매우 밀접하게 연관이 있기 때문이다. 문화기술적 연구, 적어도 서술적 차원을 초월한 흥미로운 발견인 경우, 이런 실험실 연구와 크게 다른 점은 연구 결과가 연구 절차와 밀접한 관계가 없다는 데 있다. 왜냐하면 문화기술적 통찰력은 독창성과 유형이나 연구 방법에서 정한 경계를 뛰어넘는 것을 전제 조건으로 하기 때문이다.

만약 통찰력이 유형과 연구 방법이 정한 경계를 뛰어넘는 것이라면, 발견한 것을 어느 정도로 상세하게 보고해야 할지 의문점이 생긴다. 널리 수용된 답변으로 기어츠가 제시한 "심층적 기술(thick description)"[92]이 있다. 이러한 표현을 편리하게 정의하면, "좀더 심층적인 문화기술적 이해를 위하여 모순된 문화기술적 이미지를 최대로 사용하는 [묘사]" (Werner & Schoepfle, 1987, vol. 2, p. 312)라고 할 수 있는데, 이 또한 여전히 너무 애매하여 연구자를 잘 안내해 주지 못한다(Reyna, 1994). 자료의 변이가 최대한 나타나면 좋지만, 보고서에는 모든 상세한 부분을 다 기록할 수 없다. 더 나아가 어떻게 해야 심층적 기술을 통해 통찰력을 높여줄 수 있는가에 대한 답변도 필요하다.

앞서 말한 기어츠의 세 가지 해법 중 하나를 인용할 수 있다. 기어츠(1976)는 관찰과 "사회적인 삶의 일반적인 특성을 포착하는 경험과는 거리가 먼 개념들" (p. 224) 사이의 연계성을 끌어내야 한다고 답변한다. 통찰력은 많은 보아스 학자 (Boasian)의 세부 사항에 의해 지지되는 것이 아니라 이론화된 세부 사항에 의해 지지되는 것이다. 이제는 어떤 이론을 사용해야 하는가? 라는 질문이 등장하게 될 것이다. 냉소적인 답변(Aldrich 등, 1994에 의해 지적 되었지만, 옹호적이지 않은)은 현재 정기 간행물에서 유행하고 있는 이론에 초점을 맞추라고 한다. 심층적 기술을 지지하는 사람은 좀 더 나은 답변을 제시하고 있나. 이들에 의하면 통찰력이 어디로 이동할 수 있는지를 파악하는데 가장 도움을 주는 이론에 집중하라고 한다(Schofield, 1990).

이러한 해법은 문화기술자의 이론 개발에 적용될 뿐만 아니라 자신의 탐색 과정을 도서관 이야기 양식으로 보고서를 사용하고자 하는 독자들에게도 적용된다. 그러므로 글쓰기를 통해 통찰력을 향상시키는 것은 문화기술자 자신을 위해서만 필요한 것이 아니다. 이 점은 "얼마나 상세하게 보고해야 하는가?" 라는 질문에 대한 두 번째 해법에도 똑같이 적용된다. 문화기술자는 미리 언급된 구성 개념이나 이론에 영향을 미칠 수 있는 혹은 내재된 모든 가능한 것을 상세히 보고해야 한다. 이렇게 상세히 보고함으로써 다른 연구자들이 다시 탐구하여 연구 결과를 재검토하거나 부정할 수 있게 해준다. 그러므로 문화기술적 연구는 "어떠한 반대 사례를 발견할 수 없고, 그러므로 보고서는 본래 연구를 반복하지 않은 채 연구 결과를 검증해야 한다고 주장할 수 있어야만 한다. 후속 연구자는 어디에서 연구를 중단해야 할지 끄집어 낼 수 있어야 하고, 어디에서 단일의 부정 사례를 찾아낼 수 있는지를 알 수 있어야 한다(Katz, 1983, p. 145)."

"어떠한 세부 사항을?" 이라는 질문에 대한 세 번째 해답은 앞으로의 통찰력 향상은 전적으로 독자의 몫이라는 점이다. Noblit과 Hare(1988, 4장)가 언급한 것처럼, 문화기술적 연구는 다른 대안적 통찰력을 가진 학자들의 발견과 이론에 대해 그들 자신의 것으로 "번역" 할 수 있을 만큼 상세하게 전달해야 한다는 점이다.

한 가지 방법으로 전체 연구 과정에 걸쳐서 *문화적 자료의 개요*(Murdock 등, 1987; 문화인류학자를 위한 것) 또는 *인류학에 대한 노트와 질문*(Royal Anthropological Institute, 1951; 사회 문화인류학자를 위한 것)에서 제시된 전반적인 체크 리스크를 참고하는 것이다. Moran(1995)이 지적한 대로, 이런 두 가지 출판물은 많은 문화기술자에게 오랫동안 "꼬치꼬치 캐어묻는 낡은 것으로" 간주되어 왔다. 확실히 소위 "Salt" 나 "String Figures and Tricks" (Royal Anthropological Institute, 1951)와 같은 제목의 보고서를 출간하기 위한 것에서 크게 벗어나 있다. 그러나 아마도 그렇지 않을 것이다. 게다가 "혈통과 계층," "법과 정의," "소비" 또는 "경제 활동과 관련된 의례적인 믿음" 에 관해 이미 많이 알려진 것을 논의하기 어려울 것이다.

이러한 해법에서 특수한 체크 리스트를 사용하는 것이 공개를 선호하는 것보다 훨씬 덜 비판적이다. Becker(1986, pp. 130-131)는 다음과 같이 주장하였다. "간혹 문화기술적 연구는 사회이론가에 의해 '샅샅이 소사받게 될 파일' 로 간수될 수 있다. 이 때는 현장 연구자가 생각하기에 부적절하게 여길 질문에 의해 평가받곤 한다(Van Maanen, 1988, p. 30)." Becker가 사회학적인 추상화에서 나타난 맥락적 의미가 상실되었음을 서글퍼하는 것이라면, 그의 불평은 타당한 것이다. 그러나 또한 Moran(1995)은 문화기술자가 자신보다 더 큰 사회과학 공동체에서 사용되도록 연구 결과를 제출해야 하지만 이를 꺼린다면, 그들의 탐색은 "사회적 주류에서 점진적으로 뒤처지게 된다" 는 점을 지적하고 있다. Wolcott(1994)는 다음과 같이 기술하고 있다. "만일 나의 질적 연구를 위한 노력이 꺽이게 된다면, 그것은 완성된 연구가 제대로 충분히 이용되지 않았기 때문이다" (p. 416). 만약 문화기술자가 연구 결과를 일반적으로 널리 알려진 방식으로, 통합적으로 그리고 절충하는 방식으로 제시하면, 그 연구는 더욱 많은 활용 기회를 얻게 될 것이다.

연구 전략 요약. 양적 연구에 익숙한 독자와 연구 평가자들은 아마도 자료 분석에 사용된 형식적 기법을 논의하는 쪽으로 기울게 될 것이다. 그러나 이제는 이러한 전략들이 문화기술적 통찰력을 갖는데 있어 이차적 요소에 해당한다는 것을

의심할 여지가 없게 되었을 것이다. 통찰력에 관해 많은 설명을 제시하는 것보다, 이러한 전략에 대해 일부 문화기술자의 논의를 제시하는 것이 외적 합법성을 얻는데 더욱 효과적이라는 점을 인정할 수밖에 없다. 수집된 자료를 심층적으로 고찰하고 탐색하는 것이 중요하다. 이는 비록 통찰력을 바로 이끌어내도록 해주지는 않지만, 창의성을 북돋아주고 개념 찾기를 촉진시켜 줄 수 있다. 첫 번째 전략인 자료의 심층적 고찰은 연구자로 하여금 자료의 단위, 다른 사례 및 개념들을 반복적으로 심사숙고하고 비교할 수 있게 해주고, 이를 토대로 연구자의 통찰력이 증진되고, 폭넓게 탐구할 수 있는 시간과 장소를 넘나들게 해준다. 또 다른 전략인 탐색에서는 심사숙고할 필요가 있는 자료와 잠정적 관찰, 그리고 이론과 문화기술적 글쓰기 등에 관한 조사에 대해 다루었다.

6. 연구 심사자의 기대를 이용하기

편집자와 연구 재단을 위한 문화기술적 연구 심사용 체크 리스트

제 1장에서 문화기술자는 고유의 연구 방법에 대한 기준이 없다는 점에 있어 다른 질적 연구자들에 비해 불리하다는 주장을 펼쳤다. Glaser와 Strauss(1967)가 제시한 근거이론과 같은 표준을 이 책에서 제시한다고 약속하지도 않았다. 그러나 이러한 효과를 얻을 수 있는 몇 가지 힌트를 주었다. 이런 함축된 목적을 달성하는 방법 중의 하나로서 조합해 놓은 심사기준을 부록에 요약하였다. 여기에 요약된 것은 방법적 요소들에 관한 연구 심사자용 체크 리스트(Campion, 1993b)로서 복잡한 연구비와 편집자 심사를 거치면서 문화기술적 연구의 경로를 순찰해 보는데 도움을 준다.

이 책의 부록에 게재된 문화기술적 방법에 대한 편집자와 연구 재단의 심사용 체크 리스트는 세 가지 예를 가지고 사용한 체크 리스트들을 병합하였다. 세 가지 예로 사용된 연구는 Gouldner의 *Patterns of industrial bureaucracy*(1954, Van Maanen, 1988, pp. 54, 142), Barker의 "Tightening the Iron Cage: Concertive control in self-managing teams)"(1993), Kondo의 *Crafting Selves* (1990)이다. Barker의 연구는 통찰력에 대하여 비교적 최신에 시도한 접근으로서 Gouldner의 연구에서처럼 피고용인의 조직 체제에 관한 적법성이라는 주제를 다룬 Weber식의 견해에 새로운 시각을 제공해 준다. Kondo의 연구는 동일한 주제에 대한 페미니스트적인 관점을 제공한다. Agar(1996)는 "'새로운' 문화기술적 연구"의 예로 Kondo의 책을 인용하고 있다(p. 7). 이 책에서 나는 Kondo의 예를 사용함으로써 그와 같은 논문 작성자에게 체크 리스트가 도움이 되는지를 알아보고자 한다. 내 생각에 Kondo는 매우 좋은 연구 작품을 만들었지만 과학의 "깃발"(Van Maanen, 1995, p. 73)을 달지는 못하였다. 이런 연구자는 이 책에서 제시된 심사자들의 요구가 그들의 사건에는 적용되지 않는다고 항변한다. Kondo의 사건으로 우리는 그러한 연구에도 체크 리스트가 수용되어야 한다고 제안한다.

체크 리스트는 주로 인지된 영향 요인이나 가치를 결정하는 다른 요소, 이를테면 글쓰기의 질, 공감, 또는 식견을 다루는 것이 아니라, 연구 방법에 관한 것을 자세히 다룬다. 충분하게는 아니지만, 연구 방법은 문화기술적 연구의 질을 높이는 데 공헌한다. 이 책에서도 나는 이런 점을 전제로 하고 있다. 말리노프스키(Malinowski, 1922, 1961)는 연구 방법이 문화기술적 연구의 공헌에 있어 필수 조건이자 충분 조건이라고 강력히 주장한다. 그는 "한 부족의 진실한 삶의 모습, 원주민의 참된 정신을 이끌어낼 수 있는 문화기술자의 마술사와 같은 능력은 무엇인가?" 라고 질문하고 난 뒤, "흔히 그렇듯이, 성공이란 수많은 상식적 규칙, 잘 알려진 과학적 원리, 그리고 방법론적 원칙 등을 체계적으로 적용하고 인내함으로써 얻어지는 것" (p. 6)이라고 답변한다.

이 구절에 수사학적인 미사어구가 작용하고 있지만, 언뜻 보기만큼 그렇지는 않다. 여기에서 주장하는 "방법론적 원칙" 이란 무엇인가? 말리노프스키의 표현에 따르면 "효과적인 현장 연구" (p. 6, pp. 7-15)이다. 말리노프스키가 언급한 이 원리들은 연구자와 내부인 사이의 이해를 야기하는 핵심 활동들을 뒷받침해 준다. 여기서 "적용" 이란 배움의 기본적인 기능을 향상시키는 전략, 즉 관여된 참여, 적극적인 탐색, 그리고 포괄적인 자료와 비교되는 개념들에 관한 심사숙고를 주의 깊게 배치하는 것이다.

말리노프스키는 문화기술적 연구의 질에 영향을 미치는 연구 방법의 중요성을 너무 과장해서 말하고 있는가? 이러한 질문에 답하기 위한 한 가지 방법은, 체크 리스트에서 특정한 예들의 제한점이나 공헌을 어떻게 성공적으로 인정하게 되었는지를 보여주는 것이다. 체크 리스트를 사용한 세 개의 연구 모두 흥미로운 결과를 얻어낸 설득력 있는 사례에 해당한다. 예를 들면, Gouldner(1954)는 관리 계승과 관료 정치의 양상을 포함한 맥락 간의 관계에 대한 통찰력을 제공해 준다. Barker(1993)는 기업의 성장과 집단 중심적 조직에서의 형식화를 포함하는 맥락에 대한 통찰력을 가지고 있다. 예를 들어 Kondo(1990, pp. 111-112)는 재사회화의 관행이 참여자 측면에서의 회의론과 반대를 흡수하거나 도입하는 방법에 관한 통찰력을 가지고 있다. 체크 리스트 상에서 이들 연구 논문들은 일관되게 통찰력이 있음을 보여주었다.

이 연구들 모두 정교한 자료 분석법을 바탕으로 하지 않았으며, 오히려 자료를 철저히 심층 고찰한 증거만 나타냈다. 세 연구 모두 연구자가 의미 있는 변화와 가능성을 끈질기게 찾아내기 위한 현장 작업의 흔적을 보여주고 있다. 이 연구들은 연구보고서 작성에서 학문적으로 인용될 수 있을 뿐 아니라 객관성과 진실성 면에서 탄탄한 통찰력의 토대를 마련하고 있다.[93] Kondo와는 달리 Gouldner와 Barker는 짧았던 현장 연구 기간과 주변적인 참여 부분을 보완할 할 필요가 있었다. 체크 리스트는 이러한 목적을 위하여 그들이 각기 다른 전략을 사용했음을 보여준다. 예를 들면, Gouldner는 전략적으로 배치된 내부인과 비공식적 협력 방법을 사용하였고, Barker는 자신과 관련된 경험을 사용하였다. 두 연구자는 연구의 목적을 빠르게 관찰할 수 있는 장소 내 현장 연구를 토대로 하였고, 현장 내 비교에 대한 예외적인 견해를 얻었다. Kondo처럼 두 사람 모두 외부인의 피드백을 잘 활용하였나. Gouldner와 Barker의 연구가 지니는 이러한 장 · 단점은 그들이 근거이론에 머물거나 또는 문화기술적 범주 끝에 "간신히" 해당함을 시사한다. 결과적으로 그들이 자신들의 주장을 부정하기 위한 경험적인 노력을 철저히 했는지에 대한 우려가 남아있다. 결국 Gouldner와 Barker는 자신들의 연구 결과에서 얻은 주요 명제가 재조사를 통해 부정될 수 있음을 명백하게 표현하였다.

Kondo의 연구가 보여주는 사실은 문화기술적 연구에 관여되는 사항이 다른 맥락에 매끄럽게 적용되지는 않는다는 것, 그러므로 통찰력의 준거 기준을 충족시킬 필요가 없음을 말하고 있다. Kondo는 "경험과 감정을 불러일으키는 것은 *이론이 될 수 있다*"고 명확하게 주장하며, 이런 관점에서 그녀 자신의 경험을 직접 보여주고 있다(pp. 8, 24). 그러므로 이론적인 준비는 검증 가능한 주장들과 관심이 가는 것 사이의 연관성을 미세하게 발달시켜 나갈 수 있다. *자신을 이용함으로써* 철저한 방법론적 평가에 대항하여 신중하게 대처할 수 있게 된다. 그래도 체크 리스트는 이 책의 핵심적인 방법적 강점들에 관심을 두고 있다. 특히, Kondo가 정체성 형성에 대해 사회적으로 설정된 본성에 관한 직관적 진실 파악(ephphany)을 촉진시키는 연구자의 다중 역할 참여를 이용한 것에 관심을 두고 있다. 이러한 강점에도 불구하고, 이 책의 주요 한계와 체크 리스트에서도 분명하게 나타나는 한계는 Kondo 자신이라기 보다는 행위자들의 맥락과 정체성들에 대한 분열된 묘사라는 것은 아이러니이다.

세 가지 모든 경우에 있어서 다른 조사자들이 그 연구 결과들을 부정하거나 재구성하거나 더욱 정교화시킬 수 있다. 세 가지 모두, 다른 연구자들이 다른 상황의 다른 연구 현장에서 유사한 통찰력을 독자적으로 도출해낼 수 있을 것이다. 한 예로서, 개인적이고 공동체적인 정체성이 사회적으로 맥락화되는 구성에 대한 통찰력을 들어보자. Kondo의 통찰력은 비교적 동질적인 문화에 있는 일본계 미국인으로서의 개인적인 경험에 바탕을 두고 있다. 다민족 지역인 Highland Burma의 정치적인 체계 연구를 바탕으로 Leach(1954)는 좀 더 거시적인 통찰력을 이끌어낼 수 있었다. 또 다른 예로 "원주민" 또는 민속 연구 분야에서도 잘 보여 준다(Haaland, 1969).

방법에서는 이처럼 대조적이지만 연구 결과의 일반적 속성에서 서로 수렴되는 것은, 위에서 언급한 요점처럼 통찰력은 세부적인 방법들이 느슨하게 연결될 때 증가된다. 대조적으로 심층 기술의 세부 사항들은 그들을 두드러지게 하는 절차의 세부 항목과 함께 다소 긴밀하게 연결되어 있다. 분명 Kondo만이 회사 내 관례에 대한 그녀의 경험을 글로 작성할 수 있었다. 만약 우리가 앞서 다룬 세 가지의 경우에 비추어 볼 때, 상세하게 서술하는 것뿐만 아니라 전체적인 연구의 질 또한 연구 방법과 밀접하게 연결된다고 말할 수 있다. 가장 기본적인 연구 전략들, 즉 연구 장소 선정, 현장에서의 시간, 내부인과 함께 한 현장 참여 및 심층 고찰 등을 기초로 해당 문화기술적 연구가 어느 정도 기여할 수 있는지를 알 수 있다고 말할 수 있다. 말리노프스키는 결국 다음과 같은 점을 겨냥하였을 것이다: 문화기술자의 마법은 실제로 문화기술자의 방법이다.

부 록

편집자와 연구 재단을 위한 문화기술적 연구 심사용 체크 리스트

※ 아래에 나온 질문은 방법적 토론 또는 보고서에 기초하여 답변한 것이다.

A. 진실성

1. 장기간의 현장 조사

- 문화기술자가 현장에서 충분한 시간을 보냈는가?
  (흔히 12개월~18개월간 체류)
  Gouldner(1954): 근사지(하루 7.5시간씩 133-200일 체류), 여러 명의 관찰자를 사용하고 내부인 참여자(노사관계 감독자)를 효과적으로 활용하였다. Barker(1993): 아니다(하루 7.5시간씩 36.7일 체류). 그러나 이전에 다른 곳에서 자율 관리팀의 내부인으로 근무했었다. Kondo(1990): 그렇다(26개월; 피고용인으로서 1년 이상 체류).

- 만일 충분한 기간동안 현장 연구를 하지 않았다면 장기간 동안 에피소드식 관찰은 있었는가? 특별한 목적, 예를 들어 이론을 부정하기 위한 다방면의 노력을 위해 현장 작업 기간을 단축할 어떤 이유가 있었는가? 연구 장소를 비교적 신속하게 탐구할 만한 이유가 있었는가? (예를 들면, 연구 장소에 관한 다방면의 선행 지식이 있었기 때문 등). Gouldner(1954)와 Barker(1993): 두 연구 모두에서 고유 언어 및 고유한 문화 장소들이 코드에서 부족하게 나타난다. Kondo(1990): 해당 없음.

- 이 연구는 "유형에 대한 총괄적인 결정(Massive overdetermination of pattern, MOP)"을 얻었는가(Agar, 1996)? Gouldner(1954): 그다지 달성

하지 못했다. Barker(1993): 아니다. Kondo(1990): 그렇다.

- 문화기술자가 연구 장소를 재방문하였는가? 그렇다면, 얼마만큼의 간격으로 어느 시기에 재방문하였는가? 재방문할 때의 상황은 어떠했는가? 예를 들면 문화기술자가 조사 장소에 대한 출판이 끝난 후, 서술 내용이 실제와 부합하는지 주민들에게 "되돌려 주어" 확인하였는가? Gouldner(1954): 아니다. Barker(1993): 아니다. Kondo(1990): 다른 역할로 일본으로 돌아가기 전 1달 동안 미국을 방문하였다.

2. 재검토 혹은 부당성 입증을 위한 관찰

- 문화기술자가 적극적으로 관찰을 재검토하여 부정하고, 모든 관찰이 설명될 수 있을 때까지 모든 주장을 수정하고자 한 이유가 있는가?
  Gouldner(1954): 연구팀의 대화 가운데 분명히 있었다. Barker(1993): 몇 가지 증거는 있으나 의문 사항도 존재함: 예를 들어, "팀원들이 상대적으로 어떻게 그들이 만든 시스템이 그들의 행동을 통제하는지에 관해 모를 때" 언급이 있었다(p. 434). 그러나 다양한 범위의 행위자에 *대한 언급에 대해 확인하려는 노력에서 몇 안 되는 증거만을 보여줬다. Kondo(1990): 연구가 상당히 진화되었다는 증거와 폭넓은 면담들이 있다.*

- 연구 결과가 재검토나 부인하기 위한 관찰을 이해하는데 충분히 합당한가? Gouldner(1954): 그렇다. Barker(1993): 그렇다. Kondo(1990): 주장이 덜 명확하지만 전반적으로 그렇다.

3. 좋은 참여적 역할 관계

- 자유로운 탐구 기회를 창출하는 역할 관계에서 문화기술자의 참여가 얼마나 잘 이루어졌는가? 옆에서 목격할 기회를 주었는가? 문화기술자가 연구 장소에서 그 문화에 사회화하려는 수고를 하였는가?
  Gouldner(1954): 한 학기동안 한 명의 학생이 구속받지 않고 자유롭게

행동한 것을 목격하고 경험도 했다. Barker(1993): 자유로웠지만 목격할 기회는 몇 번 없었고 직접 경험할 기회는 전혀 없었다. Kondo(1990): 일본에서 일본계 미국인으로서 일본 내 친족역할을 활용하고, 사회화하려는 수고의 대상이 되었다.

- 역할 참여로 배후의 상호작용과 작업 수행에 근접하게 다가갔는가? 역할에 개입됨으로 인해 폭넓은 또는 편향적 시각을 갖게 되었는가? Gouldner(1954): 부분적으로는 편향적이었다. Barker(1993): 알려지지 않았다. Kondo(1990): 첫 번 질문에 대해서는 그렇다. 관리자보다는 작업자들에게 의도적으로 편향적이었다.

- 문화기술자가 조사 장소에서 얼마만큼 능동적으로 역할 관계에 참여하였는가? 이 연구가 부분참여 연구자, 적극참여 연구자, 또는 완전참여 연구자(Adler & Adler, 1987)에 근거한 것인가? Gouldner(1954): 대다수가 부분참여 연구자, 그러나 완전참여 연구자와 적극참여 연구자도 몇 명 이용하였다. Barker(1993): 부분참여 연구자만 사용하였다. 그러나 다른 곳에서의 유사 경험을 사용하였다. Kondo(1990): 일반적으로 적극참여 연구자, 연구 막바지에 완전참여 연구자를 이용하였다.

- 연구 과정을 소극적 관찰 대상에서부터 적극적인 전문가적 동료로 역할하는 연속선상에서 보았을 때, 내부인이 얼마나 활발히 참여하였는가? 연구가 기회적이었는가 아니면 내부인을 적극적으로 활용하였는가? Gouldner(1954): 주요 정보제공자가 매우 뜻 깊은 역할을 하였다(노사관계 감독자가 거의 한 달간 머물렀음). Barker(1993): 그와 같은 참여는 없었으나 내부인이 매우 협조적이었다. Kondo(1990): 현지인 문화기술지에 근접해 있다.

- 연구 과정에서 외부인과 내부인의 관계는 어떠하였는가? 연구 설계에서

부터 보고서를 완성하는데 이르기까지 어느 단계에서 내부인이 개입되었는가? (내부인이 연구의 외부인과 능동적으로 참여한 점에 대해서, 그들은 참여 관찰에 대한 질문들에 답하는 외부인 문화기술자와 함께 고려되어야 한다). Gouldner(1954): 비공식적 외부인-내부인 협동 연구. Barker(1993): 학자 중심적 연구. Kondo(1990): 학자 중심적 연구.

- 문화기술자가 행위자의 언어에 능통하였는가? 참여 관찰에서 문화기술자는 손재주, 의술, 상업적 재주 등과 같은 능동적 역할 수행에 필요한 능력을 가지고 있었는가? *Gouldner(1954): 언어와 기계 다루는 기술을 지녔나. Barker(1993): 팀 중심 관리에 친숙했다. Kondo(1990): 일본어와 관습에 관한 해박한 지식을 지녔다.*

4. 대화와 상호 작용적인 맥락에 주목하기

- 언어와 기타 활동이 여러 정황에서 관찰되었는가? 행동에 담긴 언어가 여러 정황에서 녹음되었는가? Gouldner(1954): 비교적 그렇다. 학생 팀 요원들이 방과 후 작업자들과 함께 참여했다. Barker(1993): 어느 정도 그렇다. 주요정보 제공자와 면담 중심 연구. 몇몇 주요 관찰 사항은 몸짓에 담긴 언어로부터 나온 것이다. Kondo(1990): 그렇다.

- 행위자의 발언 활동을 이끌어내는데 문화기술자가 본인의 역할을 명백히 밝혔는가? 이를 방해 또는 촉진하는 다른 행위자의 역할이 있었는가? 보고된 활동의 민감성을 문화기술자가 예시하였는가? Gouldner(1954): 그렇다. Barker(1993): 어느 정도 그렇다. Kondo(1990): 대체로 명확하지 않다.

- 구조화되거나 비구조화된 2인 면담 또는 포커스 그룹 인터뷰가 효과적으로 사용되었는가? 변수 중심 면담 방법이 사용되었는가? 그렇다면, 적절히 기록되었는가? Gouldner(1954): 대단히 광범위하게 면담을 사용하

였다. Barker(1993): 광범위하게 면담을 사용하였다. Kondo(1990): 여러 면담을 사용하였다. 그러나 그 성격에 대한 정보는 매우 희박하다.

5. 다양한 자료 수집 양식의 사용

- 문화기술자가 연구에서 사용한 자료수집 방법을 지적하였는가? 다른 서술적 또는 분석적 목적을 위해 사용된 자료의 종류가 무엇인지 명확한가? Gouldner(1954): 대체로 그렇다. Barker(1993): 대체로 그렇다. Kondo(1990): 대체로 그렇다.

- 참여 관찰, 면담, 내부인 기록, 외부인 진술, 가공물, 사진, 조사 연구, 비참여 관찰 등을 포함하는 다양한 자료수집 방법이 사용되었는가? Gouldner(1954): 그렇다. Barker(1993): 그렇다. 면담과 관찰은 다소 제한적으로 사용되었고 내부인 기록은 거의 사용하지 않았다. Kondo (1990): 그렇다. Barker와 비슷하나 참여 관찰을 조금 많이 사용하였다.

- 자료 수집이 창의적이거나 풍부하였는가? Gouldner(1954): 어느 정도 사용하였다(학생, 내부인, 피고용인과 전직 군인간의 연대감 이용). Barker(1993): 공문서 자료는 아주 적게 사용하였다. Kondo(1990): 자신을 도구로 사용한 것에 비추어 볼 때 그렇다.

B. 객관성

1. 문화기술자의 경로 추적

- 보고서가 자기성찰적 서술 방식(reflexive writing style)이나 방법적 토의에 의한 묘사 여부와 상관없이 연구자가 인식하는 행위자와의 상호작용 유형을 얼마나 충분히 묘사했는가? "'정보제공자 및 접촉'에 대한 기본적 정보"가 가능하였는가?(Sanjek, 1990a) Gouldner(1954): 모호하

다. Barker(1993): 모호하다. Kondo(1990): Gouldner나 Barker보다는 낫지만 모호한 면이 있다.

- 이 정보가 독자로 하여금 작가가 지니는 당파심의 종류와 정도를 판단할 수 있도록 했는가? 문화기술자가 다양한 하위 집단과 신뢰를 얻는데 성공한 점을 명시하였는가? 적어도 어떤 사회 단위 내에서 깊숙하고 특권적이었던 접근에 대해서 밝혔는가? Gouldner(1954): 모든 면에서 명백히 그렇다. Barker(1993): 연구에 대해서 의문점으로 남아있다. Kondo(1990): 모든 면에서 그렇다.

- 연구 주제와 관련하여 가능한 한 전체 분포를 시험하기 위해 문화기술자가 실제적으로 다양한 관점과 하위 집단을 관찰하였는가? Gouldner (1954): 그렇다. Barker(1993): 팀과 조 별로 관찰하였다. Kondo(1990): 초점화된 주제의 틀 내에서는 그렇다.

2. 응답자로 부터의 타당화

- 내부인들이 문화기술자의 초안 보고서에 대하여 언급할 기회를 제공하였는가? (내부인-외부인 협력 연구에서 이는 관습적이다) *Gouldner (1954): 분명히 그렇지 않다. Barker(1993): 분명히 그렇지 않다. Kondo (1990): 분명히 그렇지 않다.*

- 만약 이러한 기회가 있었다면 내부인들이 이를 사용하였을까? 문화기술자는 제공된 피드백을 어떻게 사용하였는가? Gouldner(1954): 해당 없음. Barker(1993): 해당 없음. Kondo(1990): 해당 없음.

3. 외부자로부터의 피드백

- 연구가 팀을 기반으로 하지 않는다는 점을 감안할 때, 문화기술자가 연구 과정 동안 어떤 방법으로 다른 학자로부터 피드백을 얻었고 얻은 피

드백은 어떻게 사용하였는가? Gouldner(1954): 팀 기반이었고 학문적 동료들과 많은 이야기를 나누었다. Barker(1993): 학문적 동료와의 이야기. Kondo(1990): 넓은 범위의 학문적인 피드백이 있다.

4. 인덱싱과 코딩에 대한 평가자 간 점검

- 평가자 간의 점검은 심각한 제한점이 있으며, 문화기술적 연구에서는 보통 정도의 혜택만 있음을 상기하라.

- 문화기술자가 아닌 다른 사람이 자료의 인덱싱과 코딩에 제 I 유형 오류를 확인하였는가? 어떻게 다른 평가자가 위의 것들에 필요한 전문지식을 가지게 되었는가? 제 I 유형 오류(즉, 평가자간의 확인의 가장 일반적인 형태)가 심각한 제한을 가지고 있다는 점을 기억하라. Gouldner(1954): 팀 노의와 외부인 피드백을 폭넓게 사용하였다. Barker(1993): 아니다. 단지 외부인의 피드백만 사용하였다. Kondo(1990): 아니다. 단지 외부인의 피드백만 사용하였다.

- 좀 더 중요한 사항인, 자료의 인덱싱과 코딩에서 제 II 유형의 오류를 누군가가 확인하였는가? 문화기술자가 아닌 다른 사람이 독립적으로 자료를 인덱싱하고 코드화하였는가? 만약 그렇다면, 이 사람들의 경험과 관점이 문화기술자와 어떻게 다른가? 평가자간 점검은 이러한 것을 확인하는 유일한 수단이 아니라는 점을 기억하라. Gouldner(1954): 위에서 말한 것과 같다. Barker(1993): 아니다(명백히 코드화되지 않고 인덱스화되지 않음). Kondo(1990): 아니다(명백히 코드화되고 않고 인덱스화되지 않음).

- 기록 전체가 확인되었는가 아니면 표본 추출되었는가? 만약 표본 추출되었다면, 어떻게 이루어졌는가? Gouldner(1954): 위에서 말한 것과 같다. Barker(1993): 위에서 말한 것과 같다. Kondo(1990): 위에서 말한 것

과 같다.

5. 포괄적인 자료 기록

- 연구는 팀을 기반으로 하였는가? 또는 독립적인 학자에 의해 사용된 자료 기록에 관한 계획이 있었는가? 만약 이것이 적용을 할 수 없는 드문 상황이라면, 이 전략은 불필요하며 불합리하다. Gouldner(1954): 내부 자료 베이스가 있는 팀 기반 연구이다. Barker(1993): 해당 없음. Kondo(1990): 해당 없음

C. 통찰력

1. 자료에 대한 심적 고려

- 넓은 범위의 인덱싱과 자료 코딩, 문맥 해체, 메모, 문맥 재형성이 포함된 자료 변형 등과 같은 자기 훈련과정이 있었는가? (탐색과 검색 등의 다른 용어들이 사용되고 있는 듯하다.) 예를 들어, 어떻게 인덱스 단어들의 우선순위가 매겨지고 이들이 고차원의 개념 생성을 위해 통합되도록 어떻게 결정하게 되었는가? Gouldner(1954): 폭넓은 팀 토의가 사용되었다. Barker(1993): Gouldner가 그랬듯이 예비컴퓨터(precomputer) 방법을 사용했다. Kondo(1990): 함축적으로 컴퓨터화 되지 않은 무언의 과정이다.

- 자료 고찰 과정에서 여러 문화기술지와 참고 문헌을 다양하게 사용하였는가? Gouldner(1954): 그렇다. Barker(1993): 그렇다. Kondo(1990): 그렇다.

2. 탐색

- 탐색을 증진하기 위해 사전 혹은 사후에 장소가 정해졌는가? 예를 들어,

이론적 범위의 극단에서 볼 때 장소는 독특한가 아니면 장소가 다양한 내부 변화로 가득 차 있는가? 결정적인 사례 검증을 가능하게 하는가? 또는 초기 연구의 재조사를 실시할 수 있는 장소인가? Gouldner(1954): (자신의) 내부적인 관료제도와 표면상의 관료제도를 비교하고 두 가지 유형의 체제를 비교하였다. Barker(1993): 자기관리팀을 최근에 개발한 장소에서 일시적인 개발에 기초하여 비교하였다. Kondo(1990): 고도로 사회화된 자아의 극단적인 장소인 일본 회사의 의식(특히 "윤리교육(Ethics School)" 등; Kondo의 일본 경험과 대조를 이루는 미국 경험에 대한 변화이다.

- 문화기술자가 장소 내에서의 변화를 최대한 사용함으로써 대조와 재검토의 잠재성을 찾는데 창조적이었고 일관성이 있었는가? 대다수의 문화기술자들은 연구 현장에서 한걸음 떨어져서 조사하시 않는다. 그러나 이러한 조사에 있어서 흔치 않은 학술 자료나 기록물을 사용하였는가? 이를 위해 다른 장소를 관찰하였는가? Gouldner(1954): 위에서 말한 것처럼 창조적이다. Barker(1993): 장소에서 세 가지 양상간의 비교를 적절히 사용하였다. Kondo(1990): 그녀 자신의 경험의 다양성은 창조적이었으나 정보 제공자나 행위자의 창조성은 부족했다.

- 매개체를 통해서 총괄적인 발견이 이루어졌는가? Gouldner(1954): 그다지 총괄적인 발견이 이루어지지 못했다. 그러나 그 현장에서 일어난 데모(strike)에 관한 두 번 째 책을 출판하였다. Barker(1993): 그렇지 않고 매우 혼동된다. Kondo(1990): 위 두 개의 연구보다 다소 총괄적이었으나 여전히 혼동된다.

각주

1. 이 책은 두 가지로부터 영향을 받았다. 첫 번째는 앞으로 이 책에서 내가 제기하고자 하는 논쟁에서 비롯되었고, 두 번째는 Patricia와 Peter Adler, Michael Agar, Howard Becker, Robert Emerson, Roger Sanjek, John Van Maanen, William Foote Whyte 및 Harry Wolcott와 같은 다른 작가들로부터 얻은 통찰력을 짜깁기하여 얻은 것에서 비롯되었다. 따라서 광범위한 문헌을 바탕으로 나의 편견을 줄이려고 노력하였다. 즉 1/4은 응용 사회학 연구, 1/4은 문화인류학, 1/5은 사회인류학, 1/5은 사회학, 나머지는 다른 학문분야의 문헌을 참고하였다.

   내가 다양한 분야의 문헌을 참고하였지만, 문화기술적 특성에 대한 독자의 판단에 영향을 주는 요소들은 물론 방법론적 논의에 영향을 줄 모든 요인을 포함시키려고 노력하지는 않았다. 방법론적 논의는 기술과 해석학적 솜씨(직접적으로 관찰-언어에 관한 지식과 같은 것-그리고 참여관찰-특수화된 기술과 같은 것-이 가능한 것을 제외하고)를 포함시키지 않고 있으며 문화기술적 텍스트의 질에 대한 논의도 피하고 있다(Adler & Adler, 1995; Leininger, 1994; Naroll, 1970a; Werner & Schoepfle, 1987, vol. 2, pp. 311-335가 논의한 바 있다).

   방법에 대한 논의에서는 윤리학, 인식론 및 존재론 등에 관한 철학적 문제를 상세하게 밝힐 필요가 없다. 그동안 윤리학에 대한 이런 주장은 문헌 속에서 논쟁거리가 되어왔다. 나는 윤리학이 상위 개념이 아니고, 문화기술지의 우선순위에서 윤리학과 방법(용이하지 않다)은 동일한 위치에 있다고 생각한다. 요점은, 방법으로서(qua method), 방법에 대한 도덕적 공정성은 관련이 없다는 점이다. D' Andrade(1995)로부터 한 가지 근거를 찾을 수 있다. 그는 Scheper-Hughes(1995)와 논쟁하면서, 문화기술자는 표준을 위반하거나 자신의 가치관을 내세우기 위하여 기술하거나 분석할 때에만 윤리학을 방법적 처방으로 사용하며, 일반적으로 연구의 과학적 우수성의 기준으로서는 윤리학을 언급하지는 않는다(D' Andrade, 1995; Scheper-Hughes, 1995에 있는 Harris의 주석 참조).

2. 세상을 괴롭혀서 내가 좋아하는 합의점을 끌어내려는 망상을 하는 것은 아니지만, 나는 이 책이 방법에 대한 논의에 대하여 좀더 많은 합의점을 얻어내는 데 기여했으면 한다. 이는 기고문뿐만 아니라 책에 실린 논의에도 적용된다. 나는 적어도 좀 더 많은 적용 범위를 지니길 바란다. 그럼에도 불구하고 책은 수많은 방식의 방법론 보고서를 지지할 만큼 지면이 충분하고, 책의 원고를 심사하는 사람은 꼼꼼한 문화기술적 소비자이다. 논문은 보다 간결하게 적용될 필요가 있고, 따라서 규격화 되어있다. 그러므로 나는 책 보다는 논문에 실린 방법적 논의에 초점을 맞추고 있다.

3. Emerson, Fretz, and Shaw(1995, pp. 201-204), Shtocking(1992, p. 13) and Wolcott(1994, p. 398) 참조.

4. 인류학자가 아닌 사람들을 위하여: 이는 Miner(1956)의 Nacirema(America) 문화를 전형적으로 즐기는 것을 의미한다; Stewart(1995)에서 이 개념이 어떻게 학술적으로 출판되는지를 볼 수 있다.

5. Fine(1993), Hammersley(1990, p. 131), Nader(1976), Smith(1984) 및 Yin(1984, p. 56) 참조.

6. Janesick(1994), Rosen(1991) 및 Sutton(1997) 참조. 기어츠(1990)은 이런 책은 "아주 쓸모없게" 될 것이라고 믿었다.

7. Agar(1986b, p. 37), Gliner(1994), Markus(1992), Muecke(1994), Sanjek(1991), Sutton(1997), 및 Wolcott(1990a, 1994, pp. 27, 37) 참조.

8. Agar(1986b, 1996, p. 37), Gliner(1994), Markus(1992), Muecke(1994), Sanjek(1991), Schofield(1990), Sutton(1997), 및 Wolcott(1990a, 1994, pp. 27,37) 참조.

9. 자연주의적 참여에 관한 논의는 Adler와 Adler(1987), Agar(1986b), Hammersley(1990, p. 1), Wolcott(1992) 그리고 Van Maanen(1988, pp. 3,9)을 참조하라; 행위자와 내부인에 관한 탐구는 Agar(1986b), Barth(1995), Bloch(1991); Jenkins(1994), Rabinow(1977), Reimer(1977) 참조.

10. 포괄성에 대한 언급은 말리노프스키(1922/1961,p. 11), Lutkehaus(1990), Sanjek(1990b)의 저서에서 찾아볼 수 있다. 문화기술자는 전통적인 문화기술지에서 다루는 범위를 Rainbow (1977, p. 3)가 보여주고 있듯이, 모든 것을 아는 전지전능한 존재가 아니다(포괄성에 대한 고전적인 안내(-Murdock 등,1987; Royal Anthropologistical Institute, 1951-)와 Devons와 Gluckman, 1962. 에서의 다학제간 협동성의 '순수한' 한계에 대한 변명을 비교하시오). Rainbow(19770에 의하면, 인류학자는 아마도 "매일의 활동과 상식적인 추리 과정"을 관찰하는 것보다 '경계를 쉽게 분간할 수 있는' 의식(rituals)과 같은 상황을 더욱 성공적으로 관찰하였다(p. 58; 그러나 Bloch, 1991을 비교하라; Jenkins,1994).

11. Van Maanen(1988, p. 22), Agar(1986b, p. 29), Frayser(1996),Wolcott(1994, p. 160)를 참조하시오. Abbott(1997)는 시카고 사회학파의 맥락에서 공간적, 시간적, 맥락주의를 명확히 설명하고 있다. 그런데 이들은 변수-중심의 사회학과 같은 다른 학파에는 없다.

12. 문화라는 용어는 불행하게도 많은 것을 내포하고 있다. Barth(1995)는 "국지적으로 공유되는 삶의 양식과 융합된 관습의 총체"(p. 66)로서의 "문화"의 "원형"은 3가지 좋지 않은 결과를 낳는다고 주장하였다: "다른 사람"을 이방인으로 보고, "다른 사람"을 비인격화하고, 민족 간의 정치적 흥행주의를 부추긴다. 더 나아가 응용 연구자는 한쪽의 관점을 선호한다고 밝힌다고 해도 전혀 도움을 얻지 못 한다. 사회관계를 희생시켜 문화를 강조해서는 안 된다. 예로 문화

기술지에서의 중심 주제 중의 대다수는 업무의 흐름과 경제적 교류와 같은 사회적 관계와 활동에 관한 것이다. 이 영역(다른 많은 것에서와 마찬가지로)에서의 실제적인 행위를 문화적 규범으로 보면 이상한 것이 당연하다.

13. Agar(1986b), 기어츠(1976), Van Maanen(1988, p. 50), Wikan(1991), Wolcott(1994, p. 167) 참조.

14. Glaser와 Strauss(1967)는 근거이론과 문화기술적 연구 사이의 차이를 밝혔다; 근거이론 사회학자는 "어떤 집단에 관해 가장 충분한 자료를 얻으려고 노력하는 문화기술자가 아니고 이론적으로 연관성이 있는 적절한 자료를 적극적으로 수집하는 연구자" 이다(p. 58; p. 35 비교). 여전히 이 시기 이전의 책이 Strauss(1987)와 Strauss & Cobin(1990)과 같은 Strauss의 후기 저서보다는 문화기술적 연구 정신에 더욱 가깝다(Stern, 1994. 참조).

15. 맥락적으로 근거이론적인 사고에 관해 논하려면 Agar(1986b, p. 32), Boyle(1994), Lofland(1995) 그리고 Muecke(1994) 참조.

16. Boyle(1994), Leininger(1994), Wolcott(1994) 그리고 Yin(1984, p. 14) 참조.

17. 정보 제공자로부터 나온 거짓 정보를 다루려는 목적으로 5번째 준거를 추가하였다. 내게 있어서 이런 것들은 진실성, 또는 그들에 대한 신뢰성에 대한 것이다(Gliner[1994]의 문화기술지에 대한 각색은 모호하다).

18. Stepwise 반복(replication)이란 "두 가지 별개의 연구팀이 자료를 반으로 나누어서 다루는 방법" 이다(Guba, 1981, p. 87). Lincoln과 Guba(1985)는 이 절차를 매우 어설픈 것으로 여겨 가치를 두지 않았다. Guba가 초기에는 이 접근법에 대해 우호적이었던 것은 교훈적이다. 이 방법은 문화기술자가 가치를 두는 포괄성과 맥락성(뿐만 아니라 Lincoln과 Guba, 1985 에서처럼 관찰하면서 터득하는 학습(emergent learning) 까지도)에 역행하기 때문이다. 제 4장에서는 문화기술적 연구에서 감사 추적이 어떻게 이용되고 있는가에 대해 간단히 논의하였다. 자연주의적 탐구가 문화기술적 연구와 다른 또 다른 단서는 Guba(1981)의 참고 문헌 목록에 문화기술적 연구나 인류학적 연구가 유일하게도 두 개가 있었다는 사실이다.

Lincoln과 Guba(1985, 11장)는 Guba(1981)가 주목했던 것에 두 가지의 전략을 추가했다. 하나는 "반성적 저널(reflexive journal)" (p. 327)로서 연구자의 경로에 도움이 되긴 하나 필수적인 도구는 아니다(Ottenberg, 1990). 또 하나는 "부정적 사례 분석" (pp. 309-313)으로 관찰한 자료의 부당성을 증명하거나 새로운 방침을 정해주는 것과 유사하다.

19. Hammersley(1990, p. 50), LeCompt & Preissle(1993, p. 323), Stocking(1992, p. 330)을 참조하시오. 물론 질적 연구 방법 시리즈가 이 문제를 해결하는데 중요한 역할을 한다.

20. Comaroff와 Comaroff(1992, 1장), 자연과학자에 관한 유사점에 대해서는 Hunt(1991, p. 384), 일반적으로 D' Andrade(1995)와 Searle(1995, 9장) 참조.

21. 반과학적 논쟁은 인식론적 한계에 초점을 둘 때 가장 강력하고 또 널리 받아들여진다. 관찰에서 필수불가결하게 나타나는 이론-의존적인 한계와 같은 것이 그 예이다. 이것이 타당하다면 이러한 논쟁은 이론의 객관적인 검증이 불가능함을 의미한다. 그런데 이러한 주장에 대한 제한된 타당도와 일반적인 취약점에 대해 Hunt(1994)가 명확하게 설명하고 있다. 이 논쟁과 같은 선상에서, 나도 얼마나 많은 사회과학자들이 자신이 생각하는 것은 무엇이든지 남들에게도 잘 알려져 있는 듯이 생각하는 것, 즉 현실, 진리, 근본주의, 현대주의와 같은 철학적 개념은 진부한 것으로 알고 있다는 것이 흥미롭다. 이러한 개념들의 가능성을 믿지 않는 것이다. 더욱이 이와 같은 개념들은 변화할 역량을 가지고 있으며, 이들에 대한 파괴적인 공격은 이들의 가장 약한 기질로 향하게 된다.

22. 반복법이 불가능하다는 점에 대해서는 다음과 같다. 현재 반대를 주장하는 사람들이 있다. 그러나 그들이 문화기술지에 대해 설명하는 것으로는 나를 확증시켜주지 못했다. White(1990)는 신뢰성이 문화기술지의 전반에 걸쳐 측정될 수 있지만 오직 횡문화적인 코딩과 척도 구성에서만 적용할 수 있다고 주장한다. Johnson(1990, pp. 15-20)은 확실히 반복법에 대해 우호적으로 주장하길 선호한다. 그러나 "엄격한 의미에서의 반복법"(p. 19)은 불가능하다고 결론짓는다.

23. Kirk와 Miller(1986, p. 10)가 주목하듯이, 객관성은 다양한 의미를 지니고 있다. 그들은 객관성을 타당성과 신뢰성(pp. 13, 19-20) 모두를 포함하는 것으로 간주한다. 그리고 질적 연구자에게 필수적인 측면은 "지식적인 위험- 드러날 정도로[다시 말해 실증적으로] 틀린 것에 대한 위험"(p. 10; Hunt, 1994)을 감수할 의지라고 주장한다. 후자의 의미는 이 책에서 내가 사용하는 객관성이라는 단어의 핵심 의미이다. Megill(1994)은 객관성에 대해 네 가지 의미, 여기서는 세 가지로 구별한다. 객관적으로 적용가능한가에 대한 것은 방법의 기준을 얼마나 적절하게 고수하는가에 대한 객관성의 위치를 찾는 "과정적" 객관성이다(p. 10-11). 아마도 "학문적 객관성(disciplinary objectivity)" 이란 연구자가 속한 사회에 중심을 둠으로써 혹은 "주어진 영역 내에서 인정받는 연구자들이 근접하게 수렴한 것" 에 동등하게 적용 가능한 것이다(p. 5). 변증법적 객관성, 즉 객체란 주체와 객체간의 상호작용 과정에서 객체로서 구성되어진 것임을 주장하는 것 또한 문화기술지에 적용 가능하다(Fabian, 1991).

24. 표 2의 전체 구성과 근거는 Guba(1981)로부터 참조했다. 표준이란 연구 방법 전략이 꼭 맞는 연구 가치를 얻을 수 있도록 하는데 어느 수준으로 사용되었는가에 대한 기대 수준이다. 여기에서 기준과 같은 전략에 대한 언급은 하나의 계약이다. 기대 수준은 기준과 방법 양쪽 모두에 사용할 수 있는 용어이다. Cicchetti(1991)가 목표와 전략이라고 부르는 것은 "속성"이고 "기준"은 속성에 대한 수행 능력을 판단하는데 사용하는 전형이다.

25. Brinberg와 McGrath(1985)는 연구 설계가 "사실성," "일반화," "정밀성" 등을 극대화할 수 있다고 말한다. 그들은 현장 연구가 "정황의 사실성"을 달성하기에 최적이지만 측정이라는 측면에서 정밀성과 변수의 통제는 부족하다고 이야기한다. 그 이유는 연구자가 개입하기를 원치 않기 때문이며(즉, 일관성의 통제가 미약하다), 현장 연구가 특정 세팅이 아닌 모집단에 일반화하기가 어려운 까닭이다(p. 3; Asad, 1994).

26. Johnson과 Johnson(1990), Kirk와 Miller(1986) 그리고 Sanjek(1990a) 참조. Altheide & Johnson(1994), Lincoln & Denzin(1994)을 비교하시오. 일반적으로 Babbie(1983, pp. 118-119) 참조.

27. 질적 연구에서 논증과 일치하지 않는 사례들은, 전통적인 연구에서는 통계적 통제로 개선될 수 있는 불가피한 "오류"로 간주되지만, 질적 연구에서는 그런 것이 아니라 오히려 논증을 개정할 수 있는 이유가 된다(Katz, 1983; Ragin, 1987). 어쨌든 무오류(zero error)라는 목표가 실수가 없어야 한다는 의미로 받아들여져서는 안 된다.

28. Bowlin과 Stromberg(1997)의 주장의 대부분은 그들의 구체화되지 않은 주장을 단언한다. 실증주의 학자들이 참된 신념이라고 생각하는 것은 마음속에 있는 세계의 정확한 표상일 뿐이다(p. 24; 이 책의 2장과 Hunt, 1991, p. 380 비교). 그 밖에 그들 주장의 대부분은 나와 일치한다.

29. Bernard(1994), Chagnon(1968), Dean과 Whyte(1958), Nachman(1984), Schulman(1994) 그리고 Wallendorf와 Belk(1989)를 참조하시오. Nachman(1984)은 몇 개의 주의깊은 관찰을 하였다. 그에 의하면 누구에게나 동일한 질문을 하는 관습적 문화기술적 실무는 연구자를 신뢰할 수 없도록 만든다. 행위자의 문화 내에서 믿어지는 바를 말하지 못하도록 하는 것이 문화기술자의 성향일 것이다. 그러한 이유로 가장 조리있게 표현하는 행위자는 가장 좋은 정보제공자인 동시에 거짓말에 가장 통달한 사람인 것이다. John Van Maanen은 극적인 아이러니를 찾아냈다; 만일 이것이 사실이라면 어떻게 독자들이 나를 문화기술적 정보제공자라고 믿을 것인가? Nachman의 수수께끼 예화는(출처: 과거 나의 지도교수, P. H. Gulliver) 사회인류학에서 방법을 가르치기 위해 사용하는 이야기를 설명하기도 한다. Richards는 여인의 텐트 속에서 그녀의 토박이("native") (이 단어가 사용되었는지 나는 생각해내지 못한다) 유급 보조자가 본인이 그녀에 대한 체험을 끊임없는 이야기로 들려주면서 동료를 만족시키는 것을 캔버스 너머로 듣

고 있었다. 모든 이야기는 그녀의 심각한 인지 결손이라는 점에 귀결되었다. 예를 들면, 그녀는 한번 들어서는 결코 이해할 수 없었다; 만나는 모든 사람에게 더할 나위 없이 명백하고도 단순한 질문을 하였다. 그녀는 자신이 들은 것을 기억하지 못하는 것인가? 결국, 자신의 고용주의 결백을 입증하기에 충분한 지방의 이야기꾼은 이야기 지어내는 것을 멈추었다." 자네는 적어도 그녀가 풍부하다는 사실을 인정해야 해. "그녀는 뚱뚱한 것이 아니었다; 그가 뜻하는 것은 그녀가 윤택하다는 의미였다. 이 이야기는 유급 현장 연구 보조자라는 객관성 -이는 더 이상 사용되지 않는 강화 전략이다- 을 가리킨다: "나는 이 연구에 있어서 내 연구 보조자의 중요성을 과대평가할 수 없다, 왜냐하면 그는 내가 관찰한 것의 주요 검사기준으로 행동하고 나는 그에게 근거하기 때문이다(Kapferer, 1972, p. 20)."

30. Agar(1996, pp. 32-33), Rosen(1991) & Whyte(1984, p. 47) 참조.

31. Emerson(1987), Naroll(1970a), Ottenberg(1994), 그리고 Stoller(1994) 참조.

32. 이는 Agar(1996, pp. 31-34)에서는 "풍성한 시점"으로 그리고 Rudie(1994)에서는 새로운 경험으로 불린다.

33. Firth(1977), Garbett(1967), Mayer(1989), Ottenberg(1994), 그리고 Wolcott(1994, p. 350) 참조.

34. Foster, Scudder, Colson과 Kemper(1979), Garbett(1967), 그리고 Kirchgassler(1991) 참조.

35. Davis(1993), Ellis(1995), Mahmood와 Armstrong(1992), 그리고 Ottenberg(1987) 참조.

36. 본인이 의미하는 재연구란 다른 연구자에 의해 동일한 연구 현장에서 수행되는 추후 연구를 뜻하는데, 이러한 재연구의 공헌은 평가하기가 좀더 어렵다. 어떤 저자들은 단지 진실성만을 위해 재연구가 명확하게 유용하다는 것을 보아왔다(실은 타당성임; Sanjek, 1990a 참조; 그들이 (Redfield에 반대인 Lewis 그리고 Mead에 반대인 Freeman; p. 394) 도전한 것은 타당성이다; 다른 사람들은 신뢰도를 위해 유용하다고 보았다(Naroll, 1970a: 재연구는 정확성이 아니라 일관성과 신뢰성을 조사하는 것이다; p. 931). 재연구란 진실성이라는 이슈(예를 들면 역할관계들이 적절했는가?)와 일관성(연구 결과에서 연구지 변경에 따른 차이는 무엇인가?), 그리고 통찰력(어느 연구자의 분석이 이 이슈의 핵심을 꿰뚫는가? 어떤 부수적 사건이 또 다른 적용에 영향을 미치는가?) 등을 함께 섞어놓은 듯하다. 사례에서 흔히 그렇듯, 이 영역에서 용어는 모호하다. Garbett(1967)의 재연구는 Mayer(1989)와 본인이 조사 장소를 재방문이라고 명명한 것이다. Mayer는 재방문과 반복 방문 연구를 구분하는데 연속성과 사회 변화를 찾아내는 연구 문제를 위해 이 용어는 유보해둔다. 되돌아오기란 조사 장소 초기의 방문 연구 결과를 출판한 이후 뒤따르는 재연구에 쓰이는 용어이다(Davis, 1993; Ellis, 1995).

37. Becker와 Geer(1960), Dreher(1994), Katz(1983), 그리고 Silverman(1993, p. 162) 참조.

38. 달리 말하면, 이는 문화기술자의 광대한 여정과 재연구 같은 연구 전략에 의해 가능한 분류 자료를 그들이 필요로 한다는 것이다(제 4장 참조). 이 자료들의 품질은 자료의 복잡성과 과잉이라는 용어로 Bailyn(1977)에 의해 설명되며; Campbell(1975), 그리고 March, Sproull, 그리고 Tamuz(1991)는 반복 관찰과 함축이라는 용어로; Kiddler(1981)는 다양한 측정 방법의 극대화라는 용어로; 그리고 Werner와 Schoepfle(1987, 1권)는 기록에서 발생하는 구별이라는 용어로(관찰자의 시각, 행위자 진술, 진술 상태 등을 구별하기와 같은) 설명된다. 이런 자료를 통해 우리는 두 가지 예제를 발견할 수 있다. 우발 사건이 예상 밖의 다른 시점에서 서로 연관되어 발생한다는 사실을 발견했다. 예상치 못한 범주의 행위자에 의해 신조가 표현된다는 것이다. 조직 연구자들이 이것을 표현하는 방법은 문화기술자들이 극단적 우발 이론가들이라고 하는 것이다.

    Rosenblatt(1981, pp. 74, 223)는 만일 연구 목적이 "이론 탐색"이라면 부정적 우발 사건은 단지 현장에서만 발생할 수 있고, 이 유형에 대한 현장 작업 이후의 조사는 단지 "예증적일 뿐" 이라는 견해를 취한다. 이는 그릇된 것으로 판정되었는데 그 이유는 문화기술적 자료의 복잡성(이는 전체를 기억하는 것을 불가능하게 한다)과 자료의 복합적 양상이라는 특성 두 가지 모두를 생각해내지 못했기 때문이다.

39. Agar(1996, p. 16), Louis와 Bartunek(1992), Rabinow(1977), Tedlock(1991) 그리고 Whyte(1984, pp. 74, 223)를 참조하시오. 문화기술지는 참여자 중심의 연구 방식인데 이는 "객관성의 영역" 을 고유하게 차지하는 외부인에게 특전을 주지 않으며, 내부인의 "주관성" 에 대해 "연계 불가능한 대립" 으로 설명된다(Tedlock, 1991, p. 71).

40. 비참여 관찰자가 외부인을 위한 문화기술적 역할이 아닌 것처럼, 수동적 조사 대상도 내부인을 위한 문화기술적 역할을 하지 못한다. 그러나 문화기술적 연구는 그러한 내부인들의 관찰을 포함하는데, 그 이유는 소규모의 연구를 제외하고는 모든 내부인들이 연루될 수 없기 때문이거나, 연루되기를 바라지 않기 때문이다.

41. 기존 모형은 학문적 사회과학에서 보다 전통적이며, 근래의 모형은 가설에 근거한 것으로 보일 것이다. 내부조직 변화 컨설턴트가 그들의 프로젝트를 위해 외부 협조자를 채용하는 사례에서 나타나듯이 모형은 응용사회과학 연구에서 잘 구축되었다. 그러한 모형은 학문적 연구에서 보다 보편적이 될 것이다(Agar, 996, p. 11. 6-23).

42. Lave와 Wenger(1991)은 인식의 장소를 개념화하였는데 이는 행위자의 생각을 초월하여 옮겨지고 상황 해체될 수 있는 자기 함유적 정보 내에 있는 것이 아니라, 상호작용적 정황에 깊이

새겨진 공동참여의 과정 내에 있는 것이다.

43. Dalton(1967), Rosen(1991), Van Maanen(1983), 그리고 Whyte(1984, p. 30) 참조.

44. "문화기술자의 여정" 이라는 개념(Sanjek, 1990a; 제 4장 참조)은 행위자와의 상호작용에 대한 연구자의 지각된 유형을 뜻한다. 문화기술자의 역할 개념은 이 경로의 속박과 잠재성 두 가지에 의해 창출되는 사회적 공간을 뜻한다.

45. Agar(1986b, pp. 38-39), Barth(1989), Becker와 Geer(1960), Emerson 등(1995, p. 140), Gluckman(1961), Whyte(1984, p. 69) 그리고 Wolcott(1994, p.348) 참조.

46. 현존하는 연구의 코딩은 Stuart, Learned, Mandel과 Peterson(1995)을 참조하시오; 통계 중심적 면담은 Aunger(1994), Brim과 Spain(1974, p. 22) 그리고 White(1990)를 참조하시오. Aunger(1994)식 접근법의 주된 제한점은 문맥 중심이기 때문에 참여자 관찰에서는 부적합하다. 서로 다른 면담자가 동일한 응답자에게 같은 질문을 하는 방법은 매우 도전적인 방법이다. 피차 복제인간처럼 행동하는 문화기술자가 되는 것, 그리고 행위자들이 이들에게 빠져들도록 한다는 것은 상상도 못할 일이다. 그의 접근법는 행위에 내포된 언어를 기록하거나 행위자들이 자연스럽게 사용하는 언어를 기록하지는 못한다(Aunger(1995)의 책에 있는 Layder와 Sangren의 주석 참조).

47. 면담의 수용 인원이 집단이든 한 쌍이든, 사실상 원하는 주제에(조화된 관계가 형성되었다고 가정하기) 관한 논의를 이끌어내는 것은 인지와 감정을 탐색하기 위한 참여 관찰의 이점을 지니는 이유가 된다(Kleinman, Stenross & McMahon, 1994; Morgan, 1988, p. 117). Barth(위에서 논의되었음)와 같은 인류학자들에 의해 제기되는 문화 이론들은 어떤 명백한 면담이라도, 심지어 행위에 담긴 말조차도 내부에 제한점이 있음을 시사한다.

48. 자료 유형에 대한 목록은 Yin(1984, pp. 79-89)으로부터 채택했는데 이 연구자는 "사례 조사" 연구로부터 조사 연구를 분리하고, 공문서로부터 증거가 되는 서류를 구별한다. 내부인에 의해 생성된 문서가 지닌 중요하지만 진귀한 유형은 연구 보고에 대한 반응으로 이루어진다(아래에서 응답자 유효성으로 불림). 드물고도 어려운 상황에서는 외부인에 의해 생성된 문서는 다른 문화기술자의 현장 노트를 포함한다 (Lutkehaus, 1990; Smith, 1990; Stewart 등, 1995). 조사 연구 자료로 관계적 자료(예: 사회적 연계망)로부터 속성적 자료(예: 연령, 의견)를 구별 것이다. 두 가지 모두 유용하다. 문화기술지에서의 트라이앵귤레이션 논의를 위해서는 Guba(1981), Hammersley(1990, p. 84), Kirk와 Miller(1986, p. 30), Kritzer(1994), 그리고 Werner와 Schoepfle(1987, 1권) 참조.

49. Johnson(1990), Kirk and Miller(1986, pp. 50-52), Leonard-Barton(1990), 및 Lyon(1997) 참조.

50. Ervin-Tripp(1996), Keane(1997), Kondo(1990, 제 5-6장), Lave와 Wenger(1991), 그리고 Parmentier(1994, pp. 68-69) 참조.

50. Ervin-Tripp(1996), Keane(1997), Kondo(1990, 제 5-6장), Lave and Wenger(1991), 및 Parmentier(1994, pp. 68-69) 참조.

51. 예를 들어, Bolyanatz(1995a), Sahlins(1961), Schlegel(1972), 및 Strathern(1987) 참조.

52. Adler와 Adler(1987, pp. 56,63), Elsworth(1994), Lofland(1995), Scheper-Hughes(1995) 및 Van Maanen(1983) 참조.

53. Altheide와 Johnson(1994), Aunger(1995), Brewer(1994), Dreher(1994) 및 Silverman(1993, pp. 145-149) 참조.

54. Frayser(1996), Stocking(1992), Werner와 Schoepfle(1987, 제 1권, pp. 62-63) 및 Wolcott(1994, p. 159) 참조.

55. 역할과 능력에 따른 상호작용도 객관성에 영향을 줄 수 있다. 이 두 가지 모두 경험할 기회를 갖게 됨에 따라 제 3장에서 제시된 대로 진실성에 영향을 준다. 이 장에서 제시된 이유 때문에 이런 상호작용 가능성 또한 객관성에 영향을 미치기 때문이다. 채택된 능력(예, 시간제 노동자, 학생, 견습생, 인류학자)에서 그러하였듯이, 이는 두드러진 분당주의를 불러일으킬 정도는 아니라 해도, 강력하게 채색된 견해를 갖게 하기 때문이다.

56. 솔직히 말하면, 이런 논리는 불합리하게 무한한 순환 고리와 같이 작용한다. 왜냐하면, 이런 정보 제공자들의 주요 정보 제공자들, 또 그들의 정보 제공자들, 다시 그들의 정보 제공자들로 이루어진 사회적 네크워크를 보고해야하기 때문이다.

57. 정보 제공자의 능력을 밝혀야 되는 일부 예외적 상황이 있다. 특정 주요 정보 제공자와 작업하는 것이 유리한 점(예: 비밀문서에 접근하기, 광범위한 여행 등을 위하여) 혹은 불리한 점(예, 고약한 분당주의, 기억력 상실)이 실질적으로 어떤 주장에 영향을 미칠 수 있다면, 이를 밝혀야한다.

58. 유능한 현장 연구자는 신뢰감을 드러냄에 따라 비공식적 계약을 위반하지 않고도, 반복될 수 없는 사실들을 배우게 될 것이다(Adler & Adler, 1993). 내부인의 "진흙탕"(공격적 은유) 속을

뚫고 들어가 성공적으로 방법론적 용어를 찾게 되었을 때, 문화기술적 경로는 윤리적 문제점을 제기할 수 있다. 내부인의 비밀이 암호 해독되듯이 드러났을 때(오직 내부자에 의해서 드러났다 해도), 독자들은 연구자의 진실한 목적에 의해 행위자들이 잘못 유도된 것이 아닌지, 혹은 연구자 쪽의 속임수가 있었는지에 대해 의문점을 제기하게 될 것이다(Becker, 1970, p. 113; Ellis, 1995; Punch, 1986).

두 번째 방법적-윤리적 갈등은 문화기술자의 경로를 보고하는데 어려움을 겪게 한다. 연구 보고서를 현장 내의 행위자들이 읽을 수 있고, 어쩔 수 없이 각자의 관심도가 서로 다르기 때문에, 주요 정보 제공자의 신원을 감추거나 어느 정도 위장시켜야 할 필요도 있다.

59. 인식론적 관점에서 볼 때, 내부인과 외부인 모두 자신에 대해 말할 때 비교적 동종 세트의 편견을 가져올 것이다. 그리고 진실한 문화적 외부인을 이해한다는 것은 매우 어렵다. 연구를 검토하고 여러 가지 편견들을 비교하여 이들에 대한 오류를 줄일 필요가 있다(LeVine, 1981).

60. 아치 형태는 직선, 묶기 혹은 연결하기 등이 될 수 있는데, 내가 추측하건대 이런 아치는 보고할 만한 것이라고 생각한다. 오랜 기간 현장에 머물면서 독자적으로 연구를 수행하다 보면, 이들 사이의 연계성이 아주 약하다고 할 수 있지만, 팀으로 연구할 때라든지, 박사학위 학생과 지도교수 사이에서 이루어지는 연구는 예외 상황이라고 볼 수 있다.

61. 평가자 간의 일치는 일관성을 의미한다. Miles와 Huberman(1994)의 기준에서와 같이 일치율이 흔히 보고되고 있다. 좀더 정련된 그러나 역시 완전하지는 않은 측정을 보려면, Brennan and Heys(1992)를 참고하시오. 이들은 일치율과 카파(kappa) 통계량 모두를 사용하고 있다.

62. 이미 언급한 것과 같이, 문화기술자는 비문화기술지적 방법들을 병합하고 있고, 수학적 자료 변형을 위하여 문화기술적 자료를 계량화시킬 수 있다(Behrens, 1990). "문화기술적 현장 노트를 통한 측정 가능성"을 과소평가해서는 안 된다(Johnson & Johnson, 1990). 나는 개인적으로 문화기술적 자료를 양적 분석이 가능하도록 사회적 네크워크 자료로 만드는 것에 관심이 있다(Sayles & Stewart & Krackhardt, 1997). 그러나 통계 연구와 문화기술적 연구 사이의 차이를 과소평가해서도 안 된다(이 부분은 Asad, 1994; Ragin, 1987; Seidel, Kjolseth, & Seymour, 1988, pp. 7-1, 7-8에 잘 진술되어 있다). 이런 이유로, 그리고 이 책의 주제이기 때문에, 이후의 자료처리 방법에 대한 논의는 오직 텍스트 자료에만 국한하도록 한다.

63. 현장에서 등장하고 반복되는 문화기술적 자료의 특성상 평가자 사이의 모든 불일치를 통일시킬 필요는 없으며 100% 혹은 거의 100%에 가까운 일치도를 자랑스러워해서도 안 되고, 이와 같은 의미 없는 요구를 주장할 필요도 없다.

64. 일상적인 연구를 보면, 모든 평가자들이 동등하게 코딩 체계를 수행하는 것처럼 보인다. 그러나 이런 코딩 체계 자체는 연구자가 개발한 것이며, 연구자는 이런 이유 때문에 "평가자" 들의 것과 동일할 수가 없다. 설계 관점에서 볼 때, 연구자는 평가자가 아니라 코딩하는 사람이며 오직 코딩만 한다. 정확해지지 위하여, Kirk와 Miller(1986)는 "잘못된 질문을 제기하는" 제 III종 오류 면에서 신뢰할 만해야 한다고 주장한다. 이런 오류는 중요한 오류의 근원이지만 방법론적으로 교정할 수 있는 것은 아니다.

65. 나는 많은 연구 보조자들(나, 연구자와 밀접하게 연계되지 않은) 중에서 선택하여 이런 요구사항을 충족시키면 편리했다. 반면에 제 I 종 오류 점검은 대학원생 중 한 두 명에게 부탁하였다. 학술적 문화기술자는 나와 같은 이런 경험이 전형적인 방법에 해당한다는 것을 알 것이다. 누구를 평가자로 선택하건 관계없이, 제 I 종 오류와 제 II 종 오류 모든 것을 점검하는 것은 무작위 자료추출을 통해서 성취될 수 있는 것이다.

66. Guba(1981), Huberman과 Miles(1983), Rodgers 및 Cowles(1993), Schwandt와 Halpern (1988), Wallendorf와 Belk(1989), 및 Yin(1984, pp. 92-96)을 참조하시오. 근거이론에서는 자료를 기술할 뿐만 아니라 모든 자료 분석도 기술해야 한다. Muecke(1994)가 주장하듯이 "근거이론의 표준과 달리 문화기술지는 철저한 기록을 요구하지도 않고 의사결정 여정의 감사가능성도 철저하게 요구하지 않는다" (p. 204).

67. Fox(1994), Goodstein(1991), Hammersley(1997) 및 Wallendorf와 Belk(1989) 참조.

68. Hammersley(1997), Kritzer(1994), 말리노프스키(1922/1961, pp. 3-4), Ottenberg(1990), Plath(11990), 및 Van Maanen(1988, pp. 123-124) 참조.

69. 실험실에서 작업하는 과학자들은 성공적인 실험실 분석을 얻기 전까지는 19번에 걸쳐 실패했었던 경험을 보고하지 않는다. 그들의 실험실 노트에 모든 것이 기록된 자료가 담겨져 있을지라도 실패했던 실험 분석은 자료가 될 수 없다.

70. Akeroyd처럼 변호사가 아니라면, 감사 여정(audit trail)이나 이의 요구 조건인 포괄적인 자료베이스에 대한 또 다른 책임 문제는 크게 문제되지 않는 것 같다. 그녀는 자료 보호법에 의해 제기될 문제점을 지적하고 있다. 즉, 정부 혹은 상업적 자료 베이스 방출시 발생할 수 있는 위험을 방지하기 위한 법적 장치를 사회과학에도 적용할 수 있음을 주장하고 있다. 이를 위해 연구자는 반드시 신중을 기해야 한다. 특히 기계가 읽을 수 있는 자료를 사용할 때 자료를 안전하게 보관하는데 신경써야 하고, 만일의 경우 자료 보안에 실패한 경우에도 자료 속의 등장인물의 신원이 드러나지 않도록 세심하게 관리해야 한다(Akeroyd, 1991). 이런 예는 가장 순수한 연구 목적을 갖고 설계된 방침에서도 예측하지 못한 결과를 잘 보여준다.

71. Becker(990), Hammersley(1990, pp. 97-102), Kidder(1981), 및 Yin(1984, pp. 36, 39) 참조.

72. Fox(967, pp. 111-114), Richards(1950, pp. 246-251), 및 Schlegel(1972, pp. 3-4) 참조.

73. Bolyanatz(1995a, 1995b), Leach(1961), Schneider(1961) 및 Watson-Franke(1992, 1995)를 참조하시오. Leach(1961, 제 1장)를 얼핏보면 혈족관계는 아무런 설명력을 갖지 못한다. 이에 대한 미묘한 차이를 담은 논의를 보려면 Schlegel(1972, pp. 136-141)을 참조하시오. Leach의 명목론과 반대편 극단에 있는 것은 Watson-Franke의 혈통 결정론(Bolyanatz, 1995a, 1995b에 의해 솜씨 있게 반격된)이다. Watson-Franke(1992)는 모계 남성 "철학"을 비서구적, 여성주의적으로 이해하는 것은 "모계적 수수께끼 풀기"라고 주장한다(p. 486). Bolyanatz(11995a, 1995b)가 Watson-Franke의 인상주의적(매우 편향적인) 증거 사용을 지적하지만 불행히도 수수께끼의 사회적 구조의 기초를 심리학적으로 해석하는 방식에 따랐다. 이는 집안일에 대한 구속과 그의 세습 집단에 대한 구속 사이에서의 남성적 긴장(즉, 남편과 아버지로서의 역할 대 자신의 역할-형제로서 물려받은 자산을 다스리는 역할)에 초점을 맞춘 것이 아니다. Watson-Franke는 Schneider(1961, pp. 13-14)의 영향을 받았는데, 이 사람은 심리적 긴장 뿐 아니라 Richards의 학위 논문의 초점인 사회구조적 긴장도 언급하였다. Watson-Franke가 모계 수수께끼라는 추상 개념을 당연히 거부해야한다고 확신할지라도, 이것은 여전히 통찰력의 한 예일 뿐이다. 모든 실증적 추상 개념처럼, 통찰력이 있는 추상 개념은 재구성과 부당성을 입증할 수 있어야 한다.

74. 생물학을 위하여, McKelvey(1982)를 참고하시오; 사회과학을 위해서는 Mandel(1996), Miller and Friesen(1984, pp. 3. 7), Stewart(1995), 및 Ulrich와 McKelvey(1990) 참조.

75. Mandel(1996)은 폴리세티즘이 분류를 용이하게 한다는 의미에서, "모든 모음 구성요소가 비슷해야 하는 것은 아니다"고 말한다. 문제를 야기한다는 의미에서 "표본 추출된 계통의 22.6%가 폴리세티즘의 분류 기준에 의해 재분류될 수 있음을 발견했다"(p. 127). 게다가 또 다른 문제가 있다. 인간 세계에서는 폴리세티즘이 분류군의 확산을 이끈다. 사회과학자들이 명시하고자 찾는 분류군은 이중적으로 폴리세틱하다. 객관적으로 등재된 양상 뿐 아니라 인간 개념의 용어로서, 더 나아가, 행위자들 간에 이질적으로 분산되고, 그 중 하나가 독자적으로 작동하는 여러 기준의 기초 위에 범주를 귀속시킬 것이다(Needham, 1975, p. 364).
이 문제는 비교정치학에서 뭔가 다르게 인식되었고 개념화되었다. 동료와 나는 "왜곡될 정도로 '확대' 되지 않고는 어떤 한 분야에 근거를 둔 개념이 다른 분야를 넘나들 수 없다"는 것을 논증하기 위해 Sartori와 Collier그리고 Mahon(1993)의 언어를 빌려왔다(Stewart 등, 1995, P. 179). 이러한 후기 비교주의자들은 일신론적인 것이 아니라 "전통적" 범주로, 다신론적이 아니라 "급진적" 범주로 해석된다(Stewart 등, 1995, p. 180-1851). 전통적 범주는 "내포"(속성 규정의 숫자)가 감소하듯이 "외연"(일반화)에서 증가한다. 당신이 하고자한다면, 전통적 범주는 두터운 개념적 핵심을 가짐으로써 강화를 지속하게 한다. 그렇게 하여 그들은 잘 여행하고 전통적 진실을 나타내는 분류학은 표시에서부터 그리 멀리 떨어지지 않을 것이다. 어찌됐건 많은 범주는 실증적으로 급진적이다. 급진적 범주는 강화 안에서 증가함으로써 확대 안에서 증가한다. 예를 들면 "기업가 정신"이 아니라 "혈통 중심의 남부 중국 무역회사" 같은 범주라고 일컬을 필요가 있다(Stewart 등, 1995, p. 181; 보통 Collier와 Mahon, 1993, 그림 2 참조). 그리하여 두 가지의 어려움이 있다. 하나는 급진적 현실을 고전적 용어로 생각하는 경향이다. 다른 하나는 대체할 실체화된 경험적 분류가 없어 급진적 세계에까지 확대하는 것이 타당하지 않게 되는 것이다.

76. 이러한 연구 방식은 Schlegel(1972)이 앞에서 예시하였다. Ember(1997)는 안내서와 개요를 제시했다. 다른 주석은 Barnes(1971, 제 1장), Frayser(1996), Moran(1995) 및 Stewart 등(1995, p. 176-177)에서 찾아 볼 수 있다.

77. HRAF 연구가 시대에 일치하려고 노력했지만, "HRAF 고고학 모음집"은 통시적인 분석을 위한 "타임시리즈 자료"를 만들기 위한 새로운 시도이다(Ember, 1997, p. 11).

78. (지속성, 규모, 변화율, 경향, 주기성, 그리고 지속 기간 등) 고려해야 할 시간적 "차원"의 범위에 대한 개념화 시도를 잘하려면 Monge(1990), Heise(1991)를 참조하시오. 그리고 그의 동료가 사건구조 분석법을 이용하여 문화기술적 자료에 과정 분석을 사용하기 시작했다. Morse(1998) 역시 Learned(1995)의 문화기술적 자료 모델링에 이 접근법을 사용하고 있다. 내 생각에는 확대 사례연구의 실패는(예, Gulliver, 1971; Kapferer, 1972; Oppong, 1974; Turner, 1957; Van Velsen, 1964) 그들이 장기 계약에 따라 행동한 것으로, 이는 대단히 높은 수준의 질에서 유래된 것이 아니라 다른 이들이 결과를 체계화하는데 실패한 데에서 기인한다. 이 연구는 행위자의 수와 소수의 행위자를 깊이 관찰하기에 좋은 장소를 정한다(Van Velsen, 1967). 그리하여 만약 명확한 결과가 상호작용적 세부 사항(행위자가 시간이 경과함에 따라 자신들의 관심이 앞서가는 다양한 영역으로부터 창의적으로 자원을 활용하고 사회적 규범을 조작한 것을 다룬다; Stewart, 1990 참조) 뿐이었다면, 그들은 심각한 제약이 있는 영향을 받을 것이다. 이런 연구들은 상관적 비교의 유용한 재료를 포함한다; 예를 들면, Van Velsen(1964, p. 316)은 제언하기를 모계체제의 복잡하고도 유연한 협상(Douglas, 1969; Oppong, 1974)을 조종하는 것을 배운 행위자들은 엘리트 사이의 균형 잡히지 않은 대표단에 영향을 미칠 수 있는 대인관계 기술을 개발한다. 아무튼 이 연구의 과정적 초점은 일시적 유형 분석을 가능하게 할 것이다.

79. 자료 고찰의 전체 과정을 나타내는 상투적 문구로서 Glaser와 Strauss(1967)의 표현인 "지속적인 비교"와 비교라는 단어를 남용하는 경향이 있다. 이러한 경향은 문맥 해체와 재문맥화가 일어날 성 싶지 않아서 문화기술지가 간편한 문구를 사용하고자 하는 데에서부터 기인한다.

비교란 기본적으로 중요하고, 특히 어떤 생각의 적용과 관련된 문제에 답하거나 조사현장에 대한 설명을 위해 발견된 유형에 특히 중요하다. 아무튼 정신적 과정이 관여하는 정도는 비교하는 정도만으로 제한을 두지 않는다. 문화기술지에서의 자료 고찰은 다른 정신적 활동을 포함하는데, 시간 순서에 따라 자료 얻기와 내러티브 형성하기; 주목하기와 라벨 붙이기; 꾸러미 묶기, 범주 정하기와 다시 범주하기; 추측 작업, 직관, 은유적 추론; 분석, 논리와 합성; 패턴 찾기, 모델링과 이론 구축 등이다. 비교라는 단어는 이러한 모든 활동을 포함하는 것일 수 있다. 나는 보다 넓은 범주의 정신적 과정을 나타내는 좀 더 일반적 용어인 고찰을 사용한다.

80. 현장 노트를 면밀히 읽고 코딩하는 작업은 대단히 가치 있는 것이다. 이 가치는 기술상의 기교성이나 상대적인 정교성으로 인한 우수한 컴퓨터 검색에 있는 것이 아니다. 그럼에도 불구하고 Emerson 등(1995)은 컴퓨터를 이용한 문맥 해체와 재문맥화의 가치를 과소평가한다. 이러한 과정들은 그들이 때로 사용하는 근거이론에 영향을 받은 '차원 나누기' 모형보다(예: p. 149) 문화기술지에 좀 더 적합한 개념 발달을 가능케 한다. 아래에서, 나는 문화기술적 대안으로 색인하는 "순서"라는 어휘에 대해 일치하는 근거 이론화를 지칭한다.

81. 이것은 Becker와 Geer(1960, p. 281)의 "전체코딩" 주요부이다. Richards와 Richards(1994, p. 454)는 NUDIST 소프트웨어 패키지의 개발자인데, 세 가지 점에서 Ethnograph 패키지의 문제점을 지적했다. Ethnograph의 우월성이나 이상성을 제시하지 않았어도, 소프트웨어 패키지 개발자가 Handbook of Qualitative Research에서 소프트웨어에 대한 부분을 저술한 객관성의 원칙을 위배했기 때문에 문제시할 수 있다는 것이다. 그들의 첫째 주장은 증거는 없지만 맥락을 상실했다는 것이다. 이는 그들이 오로지 Seidel의 용어와 Ethnograph의 가능성 모두를 오해하는 것으로 나타났다. 둘째는, Ethnograph가 "여러 범주 없이도 많은 기록을 코딩한 후 새로운 범주를 구성하는 것"(p. 454)이 문제가 있다고 한다. Ethnograph는 이런 점에서 작은 기술상의 문제를 지니지만, 주요 문제는 아니다. 그들의 세 번째 주장은 Ethnograph가 보다 신중한 현장 작업 단계, 즉 색인화와 분석 등을 요구한다는 것이다. 이 패키지가 다른 것보다 이런 일을 더 많이 요구할 이유가 없다.

82. Morse(1994)는 이론이 다른 지역에도 일반화될 수 있도록 해야 한다는 점에서 이론적인 문맥 재구성의 차원을 강조한다. 그러나 Richards와 Richards(1994)는 문맥 해체(decontextualization)에서 나온 새로운 맥락이 사실적인지 개념적인지, 아니면 둘 다인지를 주장하는 것이 옳다고 하였다.

83. 이차 추상 개념의 몇몇 개념은 보다 추상적일 수 있다. 대부분은 보다 평범하고 단조로울 것이다. 이 파일을 주의 깊게 재정렬하는 것은 고대 중국의 대나무 필사본처럼 문화기술적 보고서의 서막 초안을 이룰 수 있다. Whyte(1984)는 이 결과가 일차 탐색의 재정렬을 통해 획득될 수 있다고 주장한다. "보고서 작성 시, 인덱스로부터 개요까지 직접 작업할 수 있다"(p. 118). 대

부분, 그는 이것을 이차 탐색 또는 묵시적 단계 생략이라고 일컫는데 Street Corner Society(1993)와 Human Relations in the Restaurant Industry(1948)를 제작하기 위해 사용했음이 틀림없다.

84. Agar(1991), Asad(1994), Whyte(1984, p. 21) 그리고 Wolcott(1994, pp. 24,58) 참조.

85. 앞의 초안에서 나는 이 첫 번째 전략을 자료 변환을 위해 훈련된 기술이라고 불렀다. 통찰력에 대해 가치를 두지 않는 이들을 위한 문화기술자의 글은 자료 변환에 대해 훈련된 엄밀한 측면을 제대로 강조할 수 있을 것이다.

86. Johnson과 Johnson(1990)이 주장하듯이, 자료 세트에서의 단어는 여러 가지 의미를 지니기 때문에, 그 용어의 빈도수는 의미가 없을 것이다. 그러나 이는 색인 단어에 해당하는 것은 아니다. Kidder(1981, p. 246)가 시사하듯이, 인덱스 용어를 세는 것은 모집단의 분포를 반영하는 것이 아니라, 특정한 내용이 관찰된 횟수를 나타내며, 그런 의미에서 이는 "신뢰도 검증" 의 한 종류가 된다. 다양한 인덱스 용어들의 빈도는 배경 무대에서의 관찰자의 존재를 잘 드러낼 수 있다. 그러므로 내부자의 관점에 대한 접근, 즉 진실성의 이슈는 그러한 빈도로부터 추론할 수 있다.

87. Adler와 Adler(1995), Barth(1989), Rosen(1991) 및 Stewart(1990) 참조.

88. Dalton(1967), Hayano(1979), Learned와 Stewart(1994) 및 Riemer(1977) 참조.

89. Eckstein(1975/1992)의 주장을 표현하는 가장 단순한 방법은 곡선으로 대표되는 이론 유추를 사용하는 것인데, 이는 "단지 실증적으로 판별되는 곡선에 대한 원리" 이다(p. 153). 단 한번의 관찰에 근거해서 이 이론을 지지하거나 지지하지 않는 것에 대해 -곡선의 어딘가에 있다고 가정할 수는 있다-만일 (무작위 표본 추출로서) 그것이 어디에 있는지 모른다면 추론할 수 없다. 규칙이 많은 이론은 잘 들어맞는 형상인 모든 사례를 갖든 아니든, 밖에 거주하는 사례를 갖든 아니든, 적어도 이론에 부합한다. 기존의 관찰이 이론을 충족하지 못한다면, 이 이론은 무효화되는 것이다.

90. LeVine(1981, pp. 186-187)을 참조하시오: Brim과 Spain(1974, pp. 8-84) 및 Katz(1983) 참조.

91. 짝짓기 비교의 예는 Dore(1973), Wiewel와 Hunter(1985)를 포함한다; Eckstein(1975/1992, p. 118)도 참조하시오. 사례 반복연구를 위해서는 발견적 사례연구라는 용어를 사용한 Leonard-Barton(1990)과 Eckstein(1975/1992, pp. 143-147) 참조. 복수 조사 장소 연구를 주장하는 학자로는 Huberman과 Miles(1983), Ly on(1997), Stewart(1990), Whyte(1984, p. 140)와

Yin(1984, pp. 39-40) 등이 포함된다.

92. Brewer(1994), Guba(1981), Leininger(1994), Schofield(1990) 및 Werner와 Schoepfle(1987, 제 2권, p. 312) 참조.

93. 객관성을 위해 Kondo의 Crafting Selves(1990)를 칭송하는 것이 이상한 듯하고, 이는 그러한 가치를 추구하지 않는 것처럼 보일 수 있다. 더욱이 Kondo는 Gouldner처럼 객관성을 증진하는 전략을 사용하지 않는다. Kondo는 "대부분," "여러," "내 여론조사표에 의하면" 등과 같은 언어(문화기술지에서는 좀 어색하지만 그래도 사용하지 않을 수 없는 언어)를 사용한다. 그녀는 역사적 맥락을 기술하기 위해 혼신의 노력을 기울였다. 또한 많은 행위자들과 상호작용하였고 상황에 대한 타인들의 정의에 스스로 주의를 기울였고 더 나아가 연구 결과에도 주의를 기울였다. 그녀의 연구는 수사학적으로 가장 실험적인 작업이지만, 체크 리스트에서 보여주듯이, 근본적으로는 가장 전통적인 문화기술적인 연구이다. 그 책은 포스트모던적 오리엔테이션을 갖고 있기 때문에(pp. 17, 42, 47 참조), 나는 그것을 훌륭한 것으로 간주한다고 말하고 싶다.

참고문헌

Abbott, A. (1992). From causes to events: Notes on narrative positivism. *Sociological Methods & Research, 20,* 428-455.

Abbott, A. (1997). Of time and space: The contemporary relevance of the Chicago school. *Social Forces, 75,* 1149-1182.

Adler, P. A., & Adler, P. (1987). *Membership roles in field research.* Newbury Park, CA: Sage.

Adler, P. A., & Adler, P. (1993). Ethical issues in self-censorship. In C. M. Renzetti & R. M. Lee (Eds.), *Researching sensitive topics* (pp. 249-266). Newbury Park, CA: Sage.

Adler, P. A., & Adler, P. (1995). The demography of ethnography. *Journal of Contemporary Ethnography, 24,* 3-29.

Agar, M. H. (1986a). *Independents declared: The dilemmas of independent trucking.* Washington, DC: Smithsonian Institution Press.

Agar, M. H. (1986b). *Speaking of ethnography.* Beverly Hills, CA: Sage.

Agar, M. H. (1991). The right brain strikes back. In N. G. Fielding & R. M. Lee (Eds.), *Using computers in qualitative research* (pp. 181-194). London: Sage.

Agar, M. H. (1996). *The professional stranger* (2nd ed.). San Diego, CA: Academic Press.

Akeroyd, A. V. (1991). Personal information and qualitative research data: Some practical and ethical problems arising from data protection legislation. In N. G. Fielding & R. M. Lee (Eds.), *Using computers in qualitative research* (pp. 89-106). London: Sage.

Aldrich, H. E., Fowler, S. W., Liou, N., & Marsh, S. J. (1994). Other people's concepts: Why and how we sustain historical continuity in our field. *Organization, 1,* 65-80.

Altheide, D. L., & Johnson, J. M. (1994). Criteria for assessing interpretive validity in qualitative research. In N. K. Denzin & Y. S. Lincoln (Eds.), *Handbook of qualitative research* (pp. 485-499). Thousand Oaks, CA: Sage.

American Psychological Association. (1994). *Publication manual of the American Psychological Association* (4th ed.). Washington, DC: Author.

Asad, T. (1994). Ethnographic representation, statistics and modern power. *Social Research, 61,* 55-88.

Aunger, R. (1994). Sources of variation in ethnographic interview data: Food avoidances in the Ituri Forest, Zaire. *Ethnology, 33,* 65-99.

Aunger, R. (1995). On ethnography: Storytelling or science? *Current Anthropology, 36,* 97-130.

Babbie, E. (1983). *The practice of social research* (3rd ed.). Belmont, CA: Wadsworth.

Bailey, K. D. (1973). Monothetic and polythetic typologies and their relation to conceptualization, measurement, and scaling. *American Sociological Review, 38,* 18-33.

Bailyn, L. (1977). Research as a cognitive process: Implications for data analysis. *Quality & Quantity, 11,* 97-117.

Barker, J. R. (1993). Tightening the iron cage: Concertive control in self-managing teams. *Administrative Science Quarterly, 38,* 408-437.

Barley, S. R. (1990). Images of imaging: Doing longitudinal field work. *Organization Science, 1,* 220-247.

Barnes, J. A. (1971). *Three styles in the study of kinship.* Berkeley: University of California Press.

Barth, F. (1989). The analysis of culture in complex societies. *Ethnos, 54,* 120-142.

Barth, F. (1995). Other knowledge and other ways of knowing. *Journal of Anthropological Research, 51,* 65-68.

Beattie, J. (1966). *Other cultures.* London: Routledge.

Becker, H. S. (1970). *Sociological work: Method and substance.* Chicago: Aldine.

Becker, H. S. (1986). *Doing things together.* Evanston, IL: Northwestern University Press.

Becker, H. S. (1990). Generalizing from case studies. In E. W. Eisner & A. Peshkin (Eds.), *Qualitative inquiry in education: The continuing debate* (pp. 233-242). New York: Teachers College Press.

Becker, H. S. (1996). The epistemology of qualitative research. In R. Jessor, A. Colby, & R. A. Shweder (Eds.), *Ethnography and human development* (pp. 53-71). Chicago: University of Chicago Press.

Becker, H. S., & Geer, B. (1960). Participant observation: The analysis of qualitative field data. In R. N. Adams & J. J. Preiss (Eds.), *Human organization research: Field relations and techniques* (pp. 267-289). Homewood, IL: Dorsey.

Becker, H. S., Geer, B., Hughes, E. C., & Strauss, A. L. (1961). *Boys in white: Student culture in medical school.* Chicago: University of Chicago Press.

Becker, H. S., Gordon, A. C., & LeBailly, R. K. (1984). Field work with the computer: Criteria for assessing systems. *Qualitative Sociology, 7,* 16-33.

Behrens, C. A. (1990). Qualitative and quantitative approaches to the analysis of anthropological data: A new synthesis. *Journal of Quantitative Anthropology, 2,* 305-328.

Beidelman, T. O. (1971). *The Kaguru: A matrilineal people of East Africa.* New York: Holt, Rinehart & Winston.

Bem, D. J. (1987). Writing the empirical journal article. In M. P. Zanna & J. M. Darley (Eds.), *The compleat academic* (pp. 171-201). New York: Random House.

Bernard, H. R. (1994). Methods belong to all of us. In R. Borofsky (Ed.), *Assessing cultural anthropology* (pp. 168 177). New York: McGraw-Hill.

Berreman, G. D. (1991). The incredible "Tasaday": Deconstructing the myth of a "stone-age" people. *Cultural Survival Quarterly, 15,* 3-45.

Birdwhistell, R. L. (1970). *Kinesics and context: Essays on body motion communication.* Philadelphia: University of Pennsylvania Press.

Bloch, M. (1991). Language, anthropology and cognitive science. *Man* (N.S.), *26,* 183-198.

Bolyanatz, A. H. (1995a). Matriliny and revisionist anthropology. *Anthropos, 90,* 169-180.

Bolyanatz, A. H. (1995b). Second reply to Watson-Franke. *Anthropos, 90,* 585-586.

Boon, J. A. (1995). Ultraobjectivity: Reading cross-culturally. In W. Natter, T. R. Schatzki, & J. P. Jones III (Eds.), *Objectivity and its other* (pp. 179-205). New York: Guilford.

Bowlin, J. R., & Stromberg, P. G. (1997). Representation and reality in the study of culture. *American Anthropologist, 99,* 123-134.

Boyle, J. S. (1994). Styles of ethnography. In J. M. Morse (Ed.), *Critical issues in qualitative research methods* (pp. 159-185). Thousand Oaks, CA: Sage.

Brennan, P. F., & Hays, B. J. (1992). The kappa statistic for establishing interrater reliability in the secondary analysis of qualitative clinical data. *Research in Nursing and Health, 15,* 153-158.

Brewer, J. D. (1994). The ethnographic critique of ethnography: Sectarianism in the RUC. *Sociology, 28,* 231-244.

Brim, J. A., & Spain, D. H. (1974). *Research design in social anthropology: Paradigms and pragmatics in the testing of hypotheses.* New York: Holt, Rinehart & Winston.

Brinberg, D., & McGrath, J. E. (1985). *Validity and the research process.* Beverly Hills, CA: Sage.

Buchanan, D., Boddy, D., & McCalman, J. (1988). Getting in, getting on, getting out, and getting back. In A. Bryman (Ed.), *Doing research in organizations* (pp. 53-67). London: Routledge.

Burawoy, M. (1991). The extended case method. In M. Burawoy, A. Burton, A. A. Ferguson, K. J. Fox, J. Gamson, N. Gartrell, L. Hurst, C. Kurzman, L. Salzinger, J. Schiffman, & S. Ui (Eds.), *Ethnography unbound: Power and resistance in the modern metropolis* (pp. 271-287).

Berkeley: University of California Press.

Burridge, K. (1960). *Mambu: A study of Melanesian cargo movements and their social and ideological background.* New York: Harper & Row.

Campbell, D. T. (1975). Degrees of freedom and the case study. *Comparative Political Studies, 8,* 178-193.

Campion, M. A. (1993a). Are there differences between reviewers on the criteria they use to evaluate research articles? *Industrial-Organizational Psychologist, 31*(2), 29-39.

Campion, M. A. (1993b). Editorial: Article review checklist: A criterion checklist for reviewing research articles in applied psychology. *Personnel Psychology, 46,* 705-718.

Chagnon, N. A. (1968). *Yanomamo: The fierce people.* New York: Holt, Rinehart & Winston.

Cicchetti, D. V. (1991). The reliability of peer review for manuscript and grant submissions: A cross-disciplinary investigation. *Behavioral and Brain Sciences, 14,* 119-186.

Cohen, A. P. (1992). Post-fieldwork fieldwork. *Journal of Anthropological Research, 48,* 339-354.

Collier, D., & Mahon, J. E., Jr. (1993). Conceptual "stretching" revisited: Adapting categories in comparative analysis. *American Political Science Review, 87,* 845-855.

Comaroff, J., & Comaroff, J. (1992). *Ethnography and the historical imagination.* Boulder, CO: Westview.

Cooper, E. (1989). Apprenticeship as a field method: Lessons from Hong Kong. In M. W. Coy (Ed.), *Apprenticeship* (pp. 137-148). Albany: State University of New York Press.

Coy, M. W. (1989). Being what we pretend to be: The usefulness of apprenticeship as a field method. In M. W. Coy (Ed.), *Apprenticeship* (pp. 115-135). Albany: State University of New York Press.

Dalton, M. (1959). *Men who manage: Fusions of feeling and theory in administration.* New York: John Wiley.

Dalton, M. (1967). Preconceptions and methods in *Men who manage.* In P. E. Hammond (Ed.), *Sociologists at work* (pp. 58-110). Garden City, NY: Doubleday.

D'Andrade, R. (1995). Moral models in anthropology. *Current Anthropology, 36,* 399-408, 420-440.

Dauber, K. (1995). Bureaucratizing the ethnographer's magic. *Current Anthropology, 36,* 75-95.

Davis, D. L. (1993). Unintended consequences: The myth of "the return" in anthropological fieldwork. In C. B. Brettell (Ed.), *When they read what we write* (pp. 27-35). Westport, CT: Bergin & Garvey.

Davis, M. S. (1971). That's interesting! Towards a phenomenology of sociology and a sociology of phenomenology. *Philosophy of the Social Sciences, 1,* 309-344.

Dean, J. P., & Whyte, W. F. (1958). How do you know if the informant is telling the truth? *Human Organization, 17,* 34-38.

Devons, E., & Gluckman, M. (1964). Conclusion: Modes and consequences of limiting a field of study. In M. Gluckman (Ed.), *Closed systems and open minds* (pp. 158-261). Chicago: Aldine.

Doorman, F. (1991). A framework for the rapid appraisal of factors that influence the adoption and impact of new agricultural technology. *Human Organization, 50,* 235-244.

Dore, R. (1973). *British factory, Japanese factory.* Berkeley: University of California Press.

Douglas, M. (1969). Is matriliny doomed in Africa? In M. Douglas & P. M. Kaberry (Eds.), *Man in Africa* (pp. 121-136). London: Tavistock.

Dreher, M. (1994). Qualitative research methods from the reviewer's perspective. In J. M. Morse (Ed.), *Critical issues in qualitative research methods* (pp. 281-297). Thousand Oaks, CA:

Sage.

Eckstein, H. (1992). Case study and theory in political science. In H. Eckstein, *Regarding politics* (pp. 117-176). Berkeley: University of California Press. (Original work published 1975)

Ellis, B. (1990). *Truth and objectivity*. Oxford: Basil Blackwell.

Ellis, C. (1995). Emotional and ethical quagmires in returning to the field. *Journal of Contemporary Ethnography, 24*, 68-98.

Elsworth, G. R. (1994). Arguing challenges to validity in field research: A realist perspective. *Knowledge: Creation, Diffusion, Utilization, 15*, 321-343.

Ember, C. R., & Ember, M. (1997). *A basic guide to cross-cultural research using the HRAF collections*. New Haven, CT: Human Relations Area Files.

Ember, M. (1997). Evolution of the Human Relations Area Files. *Cross-Cultural Research, 31*, 3-15.

Emerson, R. M. (1987). Four ways to improve the craft of fieldwork. *Journal of Contemporary Ethnography, 16*, 69-89.

Emerson, R. M., Fretz, R. I., & Shaw, L. (1995). *Writing ethnographic fieldnotes*. Chicago: University of Chicago Press.

Emerson, R. M., & Pollner, M. (1988). On the uses of members' responses to researchers' accounts. *Human Organization, 47*, 189-198.

Ervin-Tripp, S. (1996). Context in language. In D. S. Slobin, J. Gerhardt, A. Kyratzis, & J. Guo (Eds.), *Social interaction, social context, and language* (pp. 21-36). Mahwah, NJ: Lawrence Erlbaum.

Fabian, J. (1991). Ethnographic objectivity revisited: From rigor to vigor. *Annals of Scholarship, 8*, 381-408.

Fabian, J. (1995). Ethnographic misunderstanding and the perils of context. *American Anthropologist, 97*, 41-50.

Fardon, R. (1990). Localizing strategies: The regionalization of ethnographic accounts: General introduction. In R. Fardon (Ed.), *Localizing strategies: Regional traditions of ethnographic writing* (pp. 1-35). Washington, DC: Smithsonian Institution Press.

Fine, G. A. (1993). Ten lies of ethnography: Moral dilemmas of field research. *Journal of Contemporary Ethnography, 22*, 267-294.

Firth, R. (1977). Whose frame of reference? One anthropologist's experience. *Anthropological Forum, 4*, 9-31.

Foster, G. M., Scudder, T., Colson, E., & Kemper, R. V. (1979). Conclusion: The long-term study in perspective. In G. M. Foster, T. Scudder, E. Colson, & R. V. Kemper (Eds.), *Long-term field research in social anthropology* (pp. 323-348). New York: Academic Press.

Fox, M. F. (1994). Scientific misconduct and editorial and peer review processes. *Journal of Higher Education, 65*, 298-309.

Fox, R. (1967). *Kinship and marriage: An anthropological perspective*. Harmondsworth, UK: Penguin.

Frayser, S. G. (1996). The essential tension between particularism and generalization. *Cross-Cultural Research, 30*, 291-300.

Fredericks, M., & Miller, S. I. (1997). Some brief notes on the "unfinished business" of qualitative inquiry. *Quality & Quantity, 31*, 1-13.

Garbett, K. G. (1967). The restudy as a technique for the examination of social change. In D. G. Jongmans & P. C. Gutkind (Eds.), *Anthropologists in the field* (pp. 116-132). Assen, Netherlands: Van Gorcum.

Gartrell, B. (1979). Is ethnography possible? A critique of *African Odyssey*. *Journal of Anthropological Research, 4*, 426-446.

Geertz, C. (1976). From the native's point of view. In K. H. Basso & H. A. Selby (Eds.), *Meaning in anthropology* (pp. 221-237). Albuquerque: University of New Mexico Press.

Geertz, C. (1988). *Works and lives: The anthropologist as author.* Stanford, CA: Stanford University Press.

Geertz, C. (1990). History and anthropology. *New Literary History, 21,* 321-335.

Gersick, C. J. G. (1994). Pacing strategic change: The case of a new venture. *Academy of Management Journal, 37,* 9-45.

Gerson, E. M. (1989). Computing in qualitative sociology: Data is expensive, models are cheap. *Qualitative Sociology, 12,* 411-415.

Gittelsohn, J., Shankar, A. V., West, K. P., Jr., Ram, R. M., & Gnywali, T. (1997). Estimating reactivity in direct observation studies of health behaviors. *Human Organization, 56,* 182-189.

Glaser, B. G., & Strauss, A. L. (1967). *The discovery of grounded theory: Strategies for qualitative research.* Chicago: Aldine.

Gliner, J. A. (1994). Reviewing qualitative research: Proposed criteria for fairness and rigor. *Occupational Therapy Journal of Research, 14,* 78-90.

Gluckman, M. (1961). Ethnographic data in British social anthropology. *Sociology, 9,* 5-26.

Golden-Biddle, K., & Locke, K. (1993). Appealing work: An investigation of how ethnographic texts convince. *Organization Science, 4,* 595-616.

Goodstein, D. (1991). Scientific fraud. *American Scholar, 60,* 505-515.

Gough, K. (1971). Nuer kinship: A re-examination. In T. O. Beidelman (Ed.), *The translation of culture: Essays to E. E. Evans-Pritchard* (pp. 79-121). London: Tavistock.

Gouldner, A. W. (1954). *Patterns of industrial bureaucracy: A case study of modern factory administration.* New York: Free Press.

Griffin, L. J. (1992). Temporality, events, and explanation in historical sociology: An introduction. *Sociological Methods & Research, 20,* 403-427.

Guba, E. G. (1981). Criteria for assessing the trustworthiness of naturalistic inquiries. *Educational Communication and Technology Journal, 29,* 75-92.

Gulliver, P. H. (1971). *Neighbors and networks: The idiom of kinship among the Ndendeuli of Tanzania.* Berkeley: University of California Press.

Haaland, G. (1969). Economic determinants in ethnic processes. In F. Barth (Ed.), *Ethnic groups and boundaries* (pp. 58-73). Oslo: Universitetsforlaget.

Hak, T., & Bernts, T. (1996). Coder training: Theoretical training or practical socialization? *Qualitative Sociology, 19,* 235-257.

Hammersley, M. (1990). *Reading ethnographic research: A critical guide.* London: Longman.

Hammersley, M. (1997). Qualitative data archiving: Some reflections on its prospects and problems. *Sociology, 31,* 131-142.

Hayano, D. M. (1979). Auto-ethnography. *Human Organization, 38,* 99-104.

Heider, K. G. (1988). The Rashomon effect: When ethnographers disagree. *American Anthropologist, 90,* 73-81.

Heise, D. R. (1991). Event structure analysis: A qualitative model of quantitative research. In N. G. Fielding & R. M. Lee (Eds.), *Using computers in qualitative research* (pp. 136-163). London: Sage.

Hinds, P. S., Scandrett-Hibdon, S., & McAulay, L. S. (1990). Further assessment of a method to estimate reliability and validity of qualitative research findings. *Journal of Advanced Nursing, 15,* 430-435.

Holy, L. (1986). *Strategies and norms in a changing matrilineal society.* Cambridge, UK: Cambridge University Press.

Huberman, A. M., & Miles, M. B. (1983). Drawing valid meaning from qualitative data: Some techniques of data reduction and display. *Quality & Quantity, 17,* 281-339.

Hunt, S. D. (1990). Truth in marketing theory and research. *Journal of Marketing, 54*(3), 1-15.

Hunt, S. D. (1991). *Modern marketing theory: Critical issues in the philosophy of marketing science.* Cincinnati, OH: South-Western.

Hunt, S. D. (1994). A realist theory of empirical testing: Resolving the theory-ladenness/objectivity debate. *Philosophy of the Social Sciences, 24,* 133-158.

Jaarsma, S. R., & de Wolf, J. J. (1991). Ethnographic data-gathering: Organization and structure. *Anthropos, 86,* 385-396.

Jackson, J. E. (1990). "I am a fieldnote": Fieldnotes as a symbol of professional identity. In R. Sanjek (Ed.), *Fieldnotes: The makings of anthropology* (pp. 3-33). Ithaca, NY: Cornell University Press.

Janesick, V. J. (1994). The dance of qualitative research design: Metaphor, methodolatry, and meaning. In N. K. Denzin & Y. S. Lincoln (Eds.), *Handbook of qualitative research* (pp. 209-219). Thousand Oaks, CA: Sage.

Jenkins, T. (1994). Fieldwork and the perception of everyday life. *Man* (N.S.), *29,* 433-455.

Johnson, A. (1987). The death of ethnography: Has anthropology betrayed its mission? *The Sciences, 27*(2), 24-31.

Johnson, A., & Johnson, O. R. (1990). Quality into quantity: On the measurement potential of ethnographic fieldnotes. In R. Sanjek (Ed.), *Fieldnotes: The makings of anthropology* (pp. 161-186). Ithaca, NY: Cornell University Press.

Johnson, J. C. (1990). *Selecting ethnographic informants.* Newbury Park, CA: Sage.

Kapferer, B. (1972). *Strategy and transaction in an African factory: African workers and Indian management in a Zambian town.* Manchester, UK: Manchester University Press.

Katz, J. (1983). A theory of qualitative methodology: The social system of analytic fieldwork. In R. M. Emerson (Ed.), *Contemporary field research* (pp. 127-148). Boston: Little, Brown.

Katz, J. (1997). Ethnography's warrants. *Sociological Methods & Research, 25,* 391-423.

Keane, W. (1997). Knowing one's place: National language and the idea of the local in Eastern Indonesia. *Cultural Anthropology, 12,* 37-63.

Keesing, R. M. (1987). Anthropology as interpretive quest. *Current Anthropology, 28,* 161-176.

Kidder, L. H. (1981). Qualitative research and quasi-experimental frameworks. In M. B. Brewer & B. E. Collins (Eds.), *Scientific inquiry and the social sciences* (pp. 226-256). San Francisco: Jossey-Bass.

Kirchgassler, K. U. (1991). Validity: The quest for reality in quantitative and qualitative research. *Quality & Quantity, 25,* 285-295.

Kirk, J., & Miller, M. L. (1986). *Reliability and validity in qualitative research.* Beverly Hills, CA: Sage.

Kleinman, S., Stenross, B., & McMahon, M. (1994). Privileging fieldwork over interviews: Consequences for identity and practice. *Symbolic Interaction, 17,* 37-50.

Kondo, D. K. (1990). *Crafting selves: Power, gender, and discourses of identity in a Japanese workplace.* Chicago: University of Chicago Press.

Kritzer, H. M. (1994). Interpretation and validity assessment in qualitative research: The case of H. W. Perry's *Deciding to decide. Law & Social Inquiry, 19,* 687-724.

Lave, J., & Wenger, E. (1991). *Situated learning: Legitimate peripheral participation.* Cambridge, UK: Cambridge University Press.

Leach, E. R. (1954). *Political systems of Highland Burma.* London: University of London, Athlone Press.

Leach, E. R. (1961). *Rethinking anthropology.* London: University of London, Athlone Press.

Learned, K. E. (1995). *The creation of firm resources: A native ethnography.* Unpublished doctoral dissertation, Texas Tech University.

Learned, K. E., & Stewart, A. (1994). *Opportunistic participation in management research.*

Presentation at the Symposium on Challenges in Conducting Field Research on Firm-Level Entrepreneurship, conducted at the annual meeting of the National Academy of Management.

LeCompte, M. D., & Preissle, J. (1993). *Ethnography and qualitative design in educational research* (2nd ed.). San Diego, CA: Academic Press.

Lee, R. M. (1995). *Dangerous fieldwork.* Thousand Oaks, CA: Sage.

Leininger, M. (1994). Evaluation criteria and critique of qualitative research studies. In J. M. Morse (Eds.), *Critical issues in qualitative research methods* (pp. 95-115). Thousand Oaks, CA: Sage.

Leonard-Barton, D. (1990). A dual methodology for case studies: Synergistic use of a longitudinal single site with replicated multiple studies. *Organization Science, 1,* 248-266.

LeVine, R. A. (1981). Knowledge and fallibility in anthropological field research. In M. B. Brewer & B. E. Collins (Eds.), *Scientific inquiry and the social sciences* (pp. 172-193). San Francisco: Jossey-Bass.

Lewis, I. M. (Ed.). (1968). *History and social anthropology*. London: Tavistock.

Lewis, I. M. (1976). *Social anthropology in perspective.* Harmondsworth, UK: Penguin.

Lincoln, Y. S., & Denzin, N. K. (1994). The fifth moment. In N. K. Denzin & Y. S. Lincoln (Eds.), *Handbook of qualitative research* (pp. 575-586). Thousand Oaks, CA: Sage.

Lincoln, Y. S., & Guba, E. G. (1985). *Naturalistic inquiry.* Beverly Hills, CA: Sage.

Lincoln, Y. S., & Guba, E. G. (1986). But is it rigorous? Trustworthiness and authenticity in naturalistic evaluation. In D. D. Williams (Ed.), *Naturalistic evaluation* (pp. 73-84). San Francisco: Jossey-Bass.

Lincoln, Y. S., & Guba, E. G. (1990). Judging the quality of case study reports. *International Journal of Qualitative Studies in Education, 3,* 53-59.

Locke, K. (1996). Rewriting *The Discovery of Grounded Theory* after 25 years? *Journal of Management Inquiry, 5,* 239-245.

Lofland, J. (1995). Analytic ethnography: Features, failings, and futures. *Journal of Contemporary Ethnography, 24,* 30-67.

Lofland, J., & Lofland, L. H. (1995). *Analyzing social settings: A guide to qualitative observation and analysis* (3rd ed.). Belmont, CA: Wadsworth.

Louis, M. R., & Bartunek, J. M. (1992). Insider/outsider research teams: Collaboration across diverse perspectives. *Journal of Management Inquiry, 1,* 101-110.

Lutkehaus, N. (1990). Refractions of reality: On the use of other ethnographers' fieldnotes. In R. Sanjek (Ed.), *Fieldnotes: The makings of anthropology* (pp. 303-323). Ithaca, NY: Cornell University Press.

Lyon, E. (1997). Applying ethnography. *Journal of Contemporary Ethnography, 26,* 3-27.

Mahmood, C. K., & Armstrong, S. L. (1992). Do ethnic groups exist? A cognitive perspective on the concept of cultures. *Ethnology, 31,* 1-14.

Malinowski, B. (1961). *Argonauts of the western Pacific.* New York: Dutton. (Original work published 1922)

Mandel, S. W. (1996). *Organization taxonomy: Searching for performance while solving the problems of polythetic classification.* Unpublished doctoral dissertation, Texas Tech University.

March, J. G., Sproull, L. S., & Tamuz, M. (1991). Learning from samples of one or fewer. *Organization Science, 2,* 1-13.

Markus, M. L. (1992). *Writing up "intensive" research in the "standard article format": Enablement or constraint?* Unpublished manuscript, Claremont Graduate School, Programs in Information Science.

Maxwell, J. A. (1992). Understanding and validity in qualitative research. *Harvard Educational*

Review, 62, 279-300.

Mayer, A. C. (1989). Anthropological memories. *Man* (N.S.), *24,* 203-218.

McCracken, G. (1988). *The long interview.* Newbury Park, CA: Sage.

McKelvey, B. (1982). *Organizational systematics: Taxonomy, evolution, classification.* Berkeley: University of California Press.

Megill, A. (1994). Introduction: Four senses of objectivity. In A. Megill (Ed.), *Rethinking objectivity* (pp. 1-20). Durham, NC: Duke University Press.

Miles, M. B., & Huberman, A. M. (1984). *Qualitative data analysis: A sourcebook of new methods.* Beverly Hills, CA: Sage.

Miles, M. B., & Huberman, A. M. (1994). *Qualitative data analysis: An expanded sourcebook* (2nd ed.). Thousand Oaks, CA: Sage.

Miller, D., & Friesen, P. H. (1984). *Organizations: A quantum view.* Englewood Cliffs, NJ: Prentice Hall.

Miller, C. W. (1940). Methodological consequences of the sociology of knowledge. *American Journal of Sociology, 46,* 316-330.

Miner, H. (1956). Body ritual among the Nacirema. *American Anthropologist, 58,* 503-507.

Mitchell, J. C. (1974). Case and situational analysis. *Sociological Review, 31,* 187-211.

Monge, P. R. (1990). Theoretical and analytical issues in studying organizational processes. *Organization Science, 1,* 406-430.

Moran, E. F. (1995). Introduction: Norms for ethnographic reporting. In E. F. Moran (Ed.), *The comparative analysis of human societies* (pp. 1-20). Boulder, CO: Lynne Rienner.

Morgan, D. L. (1988). *Focus groups as qualitative research.* Newbury Park, CA: Sage.

Morse, E. A. (1998). *The temporal dynamics of firm resource creation: An event structure analysis in an entrepreneurial firm.* Unpublished doctoral dissertation, Texas Tech University.

Morse, J. M. (1994). "Emerging from the data": The cognitive processes of analysis in qualitative research. In J. M. Morse (Ed.), *Critical issues in qualitative research methods* (pp. 23-43). Thousand Oaks, CA: Sage.

Muecke, M. A. (1994). On the evaluation of ethnographies. In J. M. Morse (Ed.), *Critical issues in qualitative research methods* (pp. 187-209). Thousand Oaks, CA: Sage.

Murdock, G. P., Ford, C. S., Hudson, A. E., Kennedy, R., Simmons, L. W., & Whiting, J. W. M. (1987). *Outline of cultural materials* (5th rev. ed.). New Haven, CT: Human Relations Area Files.

Nachman, S. R. (1984). Lies my informant told me. *Journal of Anthropological Research, 40,* 536-555.

Nader, L. (1976). Professional standards and what we study. In M. A. Rynkiewich & J. P. Spradley (Eds.), *Ethics and anthropology* (pp. 167-182). New York: John Wiley.

Naroll, R. (1970a). Data quality control in cross-cultural surveys. In R. Naroll & R. Cohen (Eds.), *A handbook of method in cultural anthropology* (pp. 927-945). Garden City, NY: Natural History Press.

Naroll, R. (1970b). What have we learned from cross-cultural surveys? *American Anthropologist, 72,* 1227-1288.

Needham, R. (1975). Polythetic classification: Convergence and consequences. *Man* (N.S.), *10,* 349-369.

Noblit, G. W., & Hare, R. D. (1988). *Meta-ethnography: Synthesizing qualitative studies.* Newbury Park, CA: Sage.

Obligacion, F. R. (1994). Managing perceived deception among respondents: A traveler's tale. *Journal of Contemporary Ethnography, 23,* 29-50.

Oppong, C. (1974). *Marriage among a matrilineal elite.* Cambridge, UK: Cambridge University Press.

Ottenberg, S. (1987). Return to the field: Anthropological *deja vu. Cambridge Anthropology, 923,* 16-31.

Ottenberg, S. (1990). Thirty years of fieldnotes: Changing relationships to the text. In R. Sanjek (Ed.), *Fieldnotes: The makings of anthropology* (pp. 139-160). Ithaca, NY: Cornell University Press.

Ottenberg, S. (1994). Changes over time in an African culture and in an anthropologist. In D. D. Fowler & D. L. Hardesty (Eds.), *Others knowing others: Perspectives on ethnographic careers* (pp. 91-118). Washington, DC: Smithsonian Institution Press.

Parmentier, R. J. (1994). *Signs in society: Studies in semiotic anthropology.* Bloomington: Indiana University Press.

Pettigrew, A. M. (1990). Longitudinal field research on change: Theory and practice. *Organization Science, 1,* 267-292.

Plath, D. W. (1990). Fieldnotes, filed notes, and the conferring of note. In R. Sanjek (Ed.), *Fieldnotes: The makings of anthropology* (pp. 371-384). Ithaca, NY: Cornell University Press.

Punch, M. (1986). *The politics and ethics of fieldwork.* Beverly Hills, CA: Sage.

Rabinow, P. (1977). *Reflections on fieldwork in Morocco.* Berkeley: University of California Press.

Ragin, C. C. (1987). *The comparative method.* Berkeley: University of California Press.

Rescher, N. (1997). *Objectivity: The obligations of impersonal reason.* Notre Dame, IN: University of Notre Dame Press.

Reyna, S. P. (1994). Literary anthropology and the case against science. *Man* (N.S.), *29,* 555-581.

Richards, A. I. (1950). Some types of family structure amongst the central Bantu. In A. R. Radcliffe-Brown & D. Forde (Eds.), *African systems of kinship and marriage* (pp. 207-251). London: Oxford University Press.

Richards, T. J., & Richards, L. (1994). Using computers in qualitative research. In N. K. Denzin & Y. S. Lincoln (Eds.), *Handbook of qualitative research* (pp. 445-462). Thousand Oaks, CA: Sage.

Riemer, J. W. (1977). Varieties of opportunistic research. *Urban Life, 5,* 467-477.

Rodgers, B. L., & Cowles, K. V. (1993). The qualitative research audit trail: A complex collection of documentation. *Research in Nursing and Health, 16,* 219-226.

Rosen, M. (1991). Coming to terms with the field: Understanding and doing organizational ethnography. *Journal of Management Studies, 28,* 1-24.

Rosenblatt, P. C. (1981). Ethnographic case studies. In M. B. Brewer & B. E. Collins (Eds.), *Scientific inquiry and the social sciences* (pp. 194-225). San Francisco: Jossey-Bass.

Rothstein, H. R. (1990). Interrater reliability of job performance ratings: Growth to asymptote level with increasing opportunity to observe. *Journal of Applied Psychology, 75,* 322-327.

Royal Anthropological Institute of Great Britain and Ireland. (1951). *Notes and queries on anthropology* (6th ed.). London: Routledge & Kegan Paul.

Rudie, I. (1994). Making sense of new experience. In K. Hastrup & P. Hervik (Eds.), *Social experience and anthropological knowledge* (pp. 28-44). London: Routledge.

Sahlins, M. (1961). The segmentary lineage: An organization of predatory expansion. *American Anthropologist, 63,* 322-343.

Sanjek, R. (1990a). On ethnographic validity. In R. Sanjek (Ed.), *Fieldnotes: The makings of anthropology* (pp. 385-418). Ithaca, NY: Cornell University Press.

Sanjek, R. (1990b). The secret life of fieldnotes. In R. Sanjek (Ed.), *Fieldnotes: The makings of anthropology* (pp. 187-270). Ithaca, NY: Cornell University Press.

Sanjek, R. (1991). The ethnographic present. *Man* (N.S.), *26,* 609-628.

Sartori, G. (1970). Concept misformation in comparative politics. *American Political Science Review, 64,* 1033-1053.

Sayles, L. R., & Stewart, A. (1995). Belated recognition for work-flow entrepreneurs: A case of selective perception and amnesia in management thought. *Entrepreneurship Theory and Practice, 19*(3), 7-23.

Scarce, R. (1994). No trial but tribulations: When courts and ethnography conflict. *Journal of Contemporary Ethnography, 23,* 123-149.

Schensul, S. L. (1993). Using Ethnograph to build a survey instrument. *Cultural Anthropology Methods, 52,* 9.

Scheper-Hughes, N. (1995). The primacy of the ethical: Propositions for a militant anthropology. *Current Anthropology, 36,* 409-440.

Schlegel, A. (1972). *Male dominance and female autonomy: Domestic authority in matrilineal societies.* New Haven, CT: Human Relations Area Files.

Schneider, D. M. (1961). Introduction: The distinctive features of matrilineal descent groups. In D. M. Schneider & K. Gough (Eds.), *Matrilineal kinship* (pp. 1-29). Berkeley: University of California Press.

Schofield, J. W. (1990). Increasing the generalizability of qualitative research. In E. W. Eisner & A. Peshkin (Eds.), *Qualitative inquiry in education: The continuing debate* (pp. 201-232). New York: Teachers College Press.

Schwandt, T. A., & Halpern, E. S. (1988). *Linking auditing and metaevaluation: Enhancing quality in applied research.* Newbury Park, CA: Sage.

Schwartzman, H. B. (1993). *Ethnography in organizations.* Newbury Park, CA: Sage.

Searle, J. R. (1995). *The construction of social reality.* New York: Free Press.

Seidel, J., & Kelle, U. (1995). Different functions of coding in the analysis of textual data. In U. Kelle (Ed.), *Computer-aided qualitative data analysis* (pp. 52-61). London: Sage.

Seidel, J. V., Kjolseth, R., & Seymour, E. (1988). *The Ethnograph: A user's guide, version 3.0.* Corvallis, OR: Qualis Research Associates.

Shulman, D. (1994). Dirty data and investigative methods: Some lessons from private detective work. *Journal of Contemporary Ethnography, 23,* 214-253.

Silverman, D. (1993). *Interpreting qualitative data.* London: Sage.

Smith, J. K. (1984). The problem of criteria for judging interpretive inquiry. *Educational Evaluation and Policy Analysis, 6,* 379-391.

Smith, R. J. (1990). Hearing voices, joining the chorus: Appropriating someone else's fieldnotes. In R. Sanjek (Ed.), *Fieldnotes: The makings of anthropology* (pp. 356-370). Ithaca, NY: Cornell University Press.

Stern, P. N. (1994). Eroding grounded theory. In J. M. Morse (Ed.), *Critical issues in qualitative research methods* (pp. 212-223). Thousand Oaks, CA: Sage.

Stewart, A. (1989). *Team entrepreneurship.* Newbury Park, CA: Sage.

Stewart, A. (1990). The Bigman metaphor for entrepreneurship: A "library tale" with morals on alternatives for further research. *Organization Science, 1,* 143-159.

Stewart, A. (1995). Journal ranking in Nacirema ritual: The case of I. C. MacMillan's publishing "forums." *Advances in Strategic Management, 11*(A), 3-37.

Stewart, A., & Krackhardt, D. (1997). *Pinky's puppies: Structural spanning and resource creation in entrepreneurship.* Paper presented at the annual meeting of the National Academy of Management.

Stewart, A., Learned, K. E., Mandel, S. W., & Peterson, K. M. (1995). Using field research on firm-level entrepreneurship: A coda. *Entrepreneurship Theory and Practice, 19*(3), 175-184.

Stocking, G. W., Jr. (1992). *The ethnographer's magic and other essays in the history of anthropology.* Madison: University of Wisconsin Press.

Stoller, P. (1994). Ethnographies as texts/ethnographers as griots. *American Ethnologist, 21,* 353-366.

Strathern, M. (1987). Out of context: The persuasive fictions of anthropology. *Current Anthropology, 28,* 251-281.

Strathern, M. (1992). Parts and wholes: Refiguring relationships in a post-plural world. In A. Kuper (Ed.), *Conceptualizing society* (pp. 75-104). London: Routledge.

Strauss, A. L. (1987). *Qualitative analysis for social scientists.* New York: Cambridge University Press.

Strauss, A. L., & Corbin, J. (1990). *Basics of qualitative research: Grounded theory procedures and techniques.* Newbury Park, CA: Sage.

Strauss, A. L., Fagerhaugh, S., Suczek, B., & Wiener, C. (1985). *Social organization of medical work.* Chicago: University of Chicago Press.

Sutton, R. I. (1997). The virtues of closet qualitative research. *Organization Science, 8,* 97-106.

Tedlock, B. (1991). From participant observation to the observation of participation: The emergence of narrative ethnography. *Journal of Anthropological Research, 47,* 69-94.

Tesch, R. (1990). *Qualitative research: Analysis types and software tools.* Philadelphia: Falmer.

Thornton, R. (1988). The rhetoric of ethnographic holism. *Cultural Anthropology, 3,* 285-303.

Tobias, P. V. (1994). Piltdown unmasked. *The Sciences, 34*(1), 38-43.

Trotter, R. T. (1991). Ethnographic research methods for applied medical anthropology. In C. E. Hill (Ed.), *Training manual in applied medical anthropology* (pp. 180-212). Washington, DC: American Anthropological Association.

Turner, V. W. (1957). *Schism and continuity in an African society.* Manchester, UK: Manchester University Press.

Ulrich, D., & McKelvey, B. (1990). General organizational classification: An empirical test using the United States and Japan. *Organization Science, 1,* 99-118.

Van Maanen, J. (1983). The moral fix: On the ethics of fieldwork. In R. M. Emerson (Ed.), *Contemporary field research* (pp. 269-287). Boston: Little, Brown.

Van Maanen, J. (1988). *Tales of the field: On writing ethnography.* Chicago: University of Chicago Press.

Van Maanen, J. (1991). Playing back the tape: Early days in the field. In W. B. Shaffir & R. A. Stebbins (Eds.), *Experiencing fieldwork* (pp. 31-42). Newbury Park, CA: Sage.

Van Maanen, J. (1995). Trade secrets: On writing ethnography. In R. H. Brown (Ed.), *Postmodern representations* (pp. 60-79). Urbana: University of Illinois Press.

Van Velsen, J. (1964). *The politics of kinship: A study in social manipulation among the lakeside Tonga.* Manchester, UK: Manchester University Press.

Van Velsen, J. (1967). The extended-case method and situational analysis. In A. L. Epstein (Ed.), *The craft of social anthropology* (pp. 129-149). London: Tavistock.

Wallendorf, M., & Belk, R. W. (1989). Assessing trustworthiness in naturalistic consumer research. In E. C. Hirschman (Ed.), *Interpretive consumer research* (pp. 69-84). Provo, UT: Association for Consumer Research.

Watson-Franke, M.-B. (1992). Masculinity and the "matrilineal puzzle." *Anthropos, 87,* 475-488.

Watson-Franke, M.-B. (1995). Revisionism or the recovery of matrilineal women's centrality? A reply to Bolyanatz. *Anthropos, 90,* 582-585.

Weick, K. E. (1979). *The social psychology of organizing.* Reading, MA: Addison-Wesley.

Werner, O., & Bernard, H. R. (1994). Ethnographic sampling. *Cultural Anthropology Methods, 62,* 7-9.

Werner, O., & Schoepfle, G. M. (1987). *Systematic fieldwork* (2 vols.). Newbury Park, CA: Sage.

White, D. (1990). Reliability in comparative and ethnographic observations: The example of high inference father-child interaction measures. *Journal of Quantitative Anthropology, 2,* 109-150.

Whyte, W. F. (1948). *Human relations in the restaurant industry.* New York: McGraw-Hill.

Whyte, W. F., with Whyte, K. K. (1984). *Learning from the field: A guide from experience.* Beverly Hills, CA: Sage.

Whyte, W. F. (1993). *Street corner society: The social structure of an Italian slum* (4th ed.). Chicago: University of Chicago Press.

Wiewel, W., & Hunter, A. (1985). The interorganizational network as a resource: A comparative case study on organizational genesis. *Administrative Science Quarterly, 30,* 482-496.

Wikan, U. (1991). Toward an experience-near anthropology. *Cultural Anthropology, 6,* 285-305.

Wolcott, H. F. (1990a). Making a study "more ethnographic." *Journal of Contemporary Ethnography, 19,* 44-72.

Wolcott, H. F. (1990b). *Writing up qualitative research.* Newbury Park, CA: Sage.

Wolcott, H. F. (1992). Posturing in qualitative inquiry. In M. D. LeCompte, W. L. Millroy, & J. Preissle (Eds.), *The handbook of qualitative research in education* (pp. 3-52). New York: Academic Press.

Wolcott, H. F. (1994). *Transforming qualitative data.* Thousand Oaks, CA: Sage.

Yin, R. K. (1984). *Case study research: Design and methods.* Beverly Hills, CA: Sage.

저자소개

*Alex Stewart*는 Texas Tech University의 경영학과 부교수이며 Family Business and Entrepreneurial Center의 소장이다. 저자는 자기 인용 부분에서 자신의 관심을 잘 나타나고 있으나, 그의 배경은 좀 알아 차리기 어렵다. 저자는 사회인류학 학사와 석사 과정을 이수하였고 정치학 박사과정을 사회인류학 부전공과 함께 이수했다. 또한 경영학 석사과정(M.B.A.)을 마쳤으며 대학원 박사과정을 수료(ABD)했다. 이 모든 학위는 토론토의 York University에서 이수한 것이다. 미래 저자의 관심사는 자신의 전기적 상상력(biographical imagination)에 두고 있다. 저자가 일본 기업의 친족 중심적 사업에 관한 연구에 흥미를 느낀다고 가정해 보자. 그렇다면 과연 그 연구가 저자가 근무하는 대학이 있는 Lubbock(미국 텍사스주(州) 북서부에 있는 도시)에서 가능할까? 현재 그는 새로운 저서들의 집필에 몰두해있다. 그 중 한 권의 잠정적 제목은 *Crafting Entrepreneurial Organization: Ten Takes on Entrepreneurial Organizing*이며 다른 한권은 Kevin Learned가 주요 저자로서 잠정적인 제목은 *Creating Capabilities: A Native Ethnography of an Entrepreneurial Firm*이다.

역자소개

이 명 선

미국 버팔로 뉴욕주립대학교 간호학 박사

현 서울대학교 간호대학 교수

김 덕 희

서울대학교 간호학 박사

현 우석대학교 간호학과 전임강사

이 영 애

연세대학교 간호학 박사

전 원광보건대학 교수